男科临床解剖与手术图谱

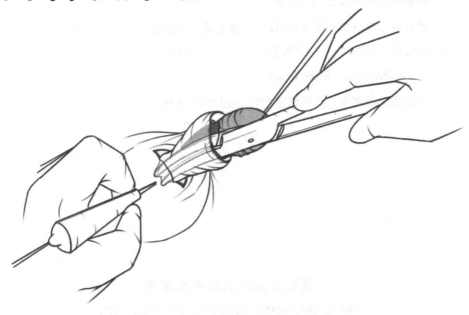

主　审：张雪培　魏金星　杜　鹏

主　编：侯俊清　李　松　赵振华　刘　辉

副主编：常泰浩　王　奇　杜聿洁　侯一凡

金盾出版社

图书在版编目（CIP）数据

男科临床解剖与手术图谱/侯俊清等主编. —北京:
金盾出版社，2025. 3. —ISBN 978- 7- 5186- 1851- 4

Ⅰ. R322. 6- 64；R699. 8- 64

中国国家版本馆 CIP 数据核字第 20253VL396 号

男科临床解剖与手术图谱

NANKE LINCHUANG JIEPOU YU SHOUSHU TUPU

侯俊清 李 松 赵振华 刘 辉 主编

出版发行：金盾出版社		开 本：787mm×1092mm 1/16	
地 址：北京市丰台区晓月中路 29 号		印 张：11. 5	
邮政编码：100165		字 数：230 千字	
电 话：(010) 68276683		版 次：2025 年 3 月第 1 版	
(010) 68214039		印 次：2025 年 3 月第 1 次印刷	
印刷装订：北京凌奇印刷有限责任公司		定 价：98. 00 元	
经 销：新华书店			

(凡购买金盾出版社的图书，如有缺页、倒页、脱页者，本社发行部负责调换)

版权所有 侵权必究

男科临床解剖与手术图谱

主编简介

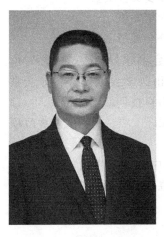

侯俊清

主任医师，教授，医学博士，博士生导师

河南省前列腺疾病预防与诊断工程研究中心主任

现任开封155医院院党委书记、大外科主任

学术任职：

中国性学会第三届男性生殖医学分会委员

中国医疗保健国际促进会循证医学分会委员

白求恩精神研究会内分泌和糖尿病学分会理事

河南省医学会泌尿外科学委员会分会委员，河南省医师学会泌尿外科学委员会分会委员，河南省医师协会生殖医学分会男科学组委员，河南省医药信息学会泌尿精准治疗专业委员会副主委，河南省中西医结合泌尿专业委员会常委，河南省泌尿专业委员会微创分会委员，河南省抗癌协会泌尿专业委员会常委。

德国 kempten 医学中心访问学者

北京大学泌尿外科培训学院"将才班"27期赴美学员

主持国家级课题1项、省部级课题4项、市厅级课题7项，参与省部级课题6项。获省级奖1项，厅级奖5项，获新型专利3项。发表核心期刊论文20多篇，参编教材3部。

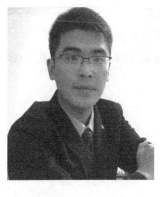

李松

泌尿外科主治医师

开封市科技创新人才

主持省部级及厅级课题5项，获得使用新型专利5项，发表学术论文20余篇

河南省教育厅科技成果一等奖，河南省医学科技进步二等奖、三等奖

河南省教育厅优秀科技论文二等奖

开封市第十六届、十七届自然科学优秀成果奖优秀论文二等奖

第三届中国"UA-吉尼斯"医疗创新大赛优胜奖

第四届（2021）中国医疗器械创新创业大赛医院专场赛（北京）决赛优秀奖

第四届（2021）中国医疗器械创新创业大赛医用材料和外科器械决赛创意奖。

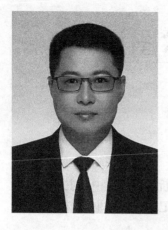

赵振华

泌尿外科，副主任医师

河南省医学会泌尿外科学分会青年委员

河南省医药信息学会泌尿外科精准治疗专业委员会常务委员

河南省抗癌协会泌尿肿瘤专业委员会委员

河南省医学会行为医学分会青年委员

河南省中西医结合泌尿外科分会委员

河南省老年学和老年医学学会泌尿分会委员，开封市医学会泌尿外科分会常委，开封市医学会创伤外科分会常委，开封市科技创新人才，开封市科技创新团队带头人

主持、参与国家级课题1项，省部级课题7项，市厅级课题1项，河南大学教改项目4项。获省级奖1项、厅级奖5项

获国家专利3项在核心及国家级期刊发表论著数篇，其中被SCI收录4篇。编著《现代泌尿外科疾病诊断及处理》《临床解剖与手术图谱》《临床技能操作规范》。

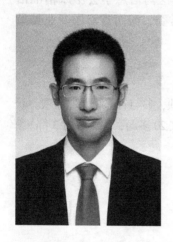

刘辉

副主任医师 医学硕士 硕士生导师

河南省医药信息学会泌尿外科精准治疗专业委员会委员

河南省老年学和老年医学学会泌尿分会委员

河南省康复医学会修复重建外科分会委员

河南省科普泌尿分会委员

开封市抗癌协会常委兼秘书

开封市泌尿外科专业委员会委员

开封市医疗事故鉴定评审专家库成员

发表中文核心、中华系列杂志及SCI文章10余篇，参与省科技厅项目多项，专著两部。

《男科临床解剖与手术图谱》
编写人员

主　审：张雪培　魏金星　杜　鹏
主　编：侯俊清　李　松　赵振华　刘　辉
副主编：常泰浩　王　奇　杜聿洁　侯一凡

参编人员：

侯俊清　开封一五五医院	常泰浩　天津市人民医院
刘　辉　开封一五五医院	王　奇　天津市三中心医院
徐文超　开封一五五医院	杜聿洁　美国杜克大学
吴文奇　开封一五五医院	连振鹏　河南省肿瘤医院
郭　杰　开封一五五医院	李梦龙　天津医科大学第二医院
刘兴伟　开封一五五医院	刘子豪　天津医科大学第二医院
李文斌　开封一五五医院	安泽生　天津医科大学第二医院
赵振华　开封一五五医院	赵葛青　天津市儿童医院
李　松　开封一五五医院	刘　康　香港中文大学
张建华　开封一五五医院	娄彦涛　烟台毓璜顶医院
曹松强　河南大学淮河医院	张　翔　海南省三亚中心医院
周粤闽　河南大学淮河医院	李春昶　天津医科大学总医院
刘若璇　河南大学淮河医院	赵　真　天津市人民医院
张舒曼　河南大学淮河医院	蒋德启　山东省立第三医院
侯一凡　河南大学	潘　阳　重庆医科大学附属第一医院
张雪培　郑州大学第一附属医院	
魏金星　郑州大学第一附属医院	白杨开　汉中市中心医院
杜　鹏　北京大学肿瘤医院	徐庆乐　河北省人民医院

张瑞珊　天津市儿童医院
李雨竹　天津市儿童医院
崔同伟　潍坊市益都中心医院
常　博　河南大学
周正兴　合肥市第一人民医院
陈云路　驻马店中心医院
李　淼　苏州大学第一附属医院

李飞杨　南京医科大学附属江宁
　　　　医院
张良荣　山西省人民医院
杨冉星　上海交通大学附属第六人
　　　　民医院
陈加生　上海交通大学附属第六人
　　　　民医院

序　言

这本《泌尿男科常见手术图谱》凝聚了众多医学同仁智慧与心血，承载着我们对医学教育和临床实践的深刻思考与不懈追求。为了能让低年资泌尿外科医师从解剖和术者的角度更直观、清晰地掌握手术要点，我们决心打造一本与众不同的手术图谱。

从筹备到成书，这本图谱历经了两年多的漫长时光，期间得到了国内多个单位医学人员的大力支持与协作。大家怀揣着对医学教育事业的热忱，跨越地域界限，共同为这个项目贡献力量。全书共分为 12 个章节，涵盖了泌尿男科常见的各类手术，力求全面且系统地呈现该领域的手术知识。

本书最大的特色是以 300 余张精心手绘的解剖和手术插图为主导，文字阐述为辅。我们的医学美术团队功不可没，他们以精湛的技艺和对医学的深刻理解，用手绘插画的形式，将手术的标准化流程栩栩如生地展现出来。这种以插图为主的呈现方式，在国内同类书籍中非常罕见，它打破了传统文字描述的局限，让手术步骤和要点一目了然，大大降低了读者理解手术过程的难度。

然而，由于种种原因，遗憾的是目前书中所有插图均为黑白色。在后续版本中，我们计划绘制彩色插图，进一步增强视觉效果，同时增加更为详细的解剖插图，为读者提供更丰富、更准确的信息。

泌尿外科是一门不断发展的科学，我们深知本书或许存在不足。在此，我们诚恳地希望广大读者在阅读和使用过程中，不吝赐教，提出宝贵意见和建议，以便我们不断改进和完善，让这本图谱能够更好地服务于医学事业，为提升泌尿男科手术水平贡献更多力量。

侯俊清

开封一五五医院党委书记

2025 年 1 月 19 日

目　录

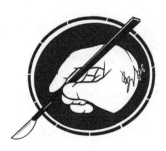

第 1 章　前列腺的解剖

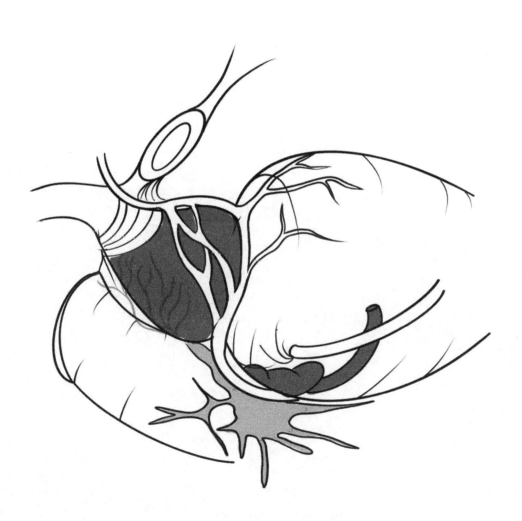

1 前列腺的形态及毗邻

　　前列腺是盆腔内器官，位于膀胱和泌尿生殖膈之间，围绕尿道前列腺部。正常成年人的前列腺形态类似倒置的栗子，可分为底部、体部和尖部三个部分。底部朝上，与膀胱颈相连接。尖部向下，与尿道膜部融合，止于尿生殖膈。底部与尖部之间为前列腺体部。前列腺的前侧近邻耻骨后间隙，并经耻骨前列腺韧带连于耻骨下方。前列腺的外下侧与肛提肌紧密相连。后面与直肠下段的前壁紧贴，中间隔以膀胱直肠膈，即 Denonvillier 筋膜。

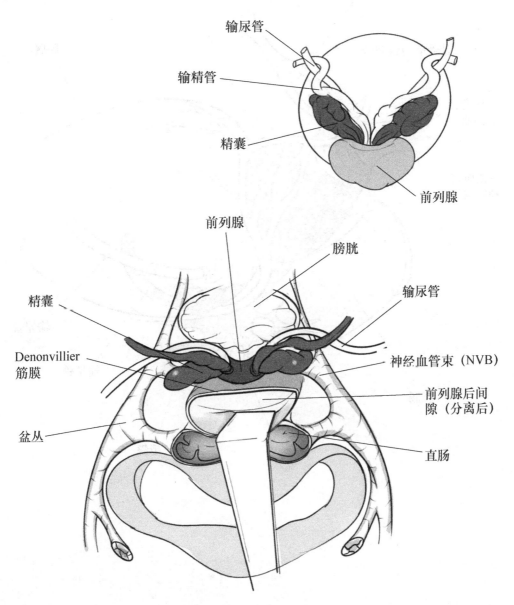

前列腺表面有由结缔组织和平滑肌纤维构成的前列腺被膜覆盖，该囊与尿道周围的纤维肌相连续。固有囊外面包绕着前列腺包膜（capsula prostatica），由盆内筋膜的脏层增厚构成。前列腺静脉丛、动脉以及神经分布于前列腺固有囊和前列腺包膜之间。前列腺包膜在前方增厚形成耻骨前列腺韧带，阴茎背深静脉行走于两侧韧带之间，与韧带一起称为背血管复合体。

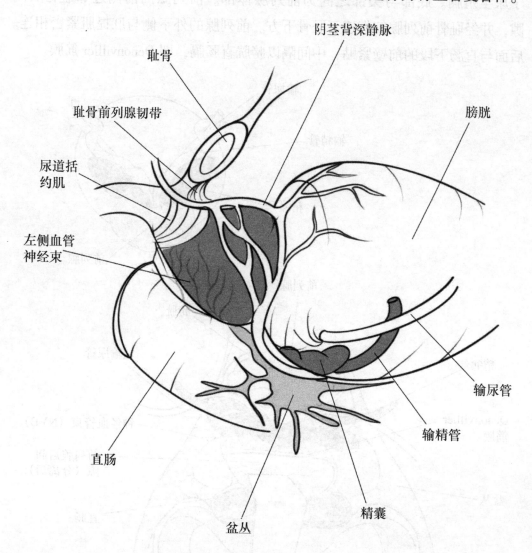

② 前列腺的血液供应

前列腺动脉血供大部分来源于膀胱下动脉，约占 74.3%。此外，还可来源于膀胱上动脉、直肠上动脉、直肠下动脉等。这些血管在到达前列腺处分为两组，即前列腺动脉尿道组和包膜组。尿道组血管于膀胱前列腺连接部后外侧，相当于膀胱颈后唇 5 点钟和 7 点钟位置进入前列腺，主要供应膀胱颈及前列腺的尿道周围腺体，也是前列腺增生时增生部分腺体的主要血供来源。这也是施行前列腺摘除术时，强调于膀胱颈后唇 5、7 点处缝扎血管止血的理论依据。包膜组血管在盆侧筋膜内沿盆壁下行，主要供应前列腺的外周部分。此组血管与盆腔神经丛发出的分支共同组成神经血管束，是前列腺手术中的重要解剖标志。

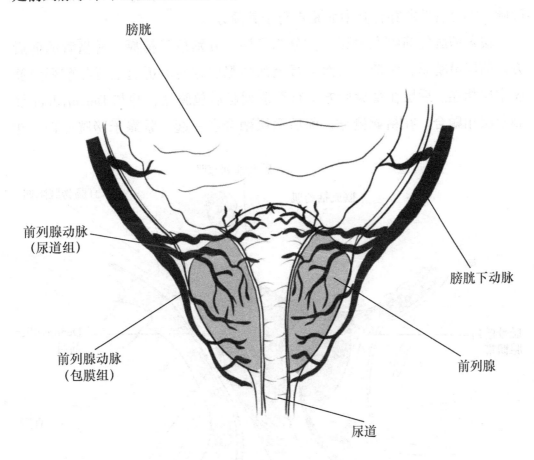

3 前列腺的筋膜

前列腺周围有三层深筋膜包绕。第1层是前上层，位于前列腺静脉丛上方和前列腺的前方，形成两条坚韧的耻骨前列腺韧带。两韧带之间及其远侧是前列腺静脉丛和阴茎背深静脉。手术切断耻骨前列腺韧带后可用手指沿前列腺的前面分离至前列腺尖，并可触及尿生殖膈的上层；第2层为中层，在前列腺静脉丛下面，前列腺后下方下行，实际上就是 Denonvillier 筋膜的前层；第3层是后层，覆盖在直肠后壁上面，实际上是 Denonvillier 筋膜的后层。

Denonvillier 筋膜的前层是三角韧带（尿生殖膈）深层的延续，向上沿前列腺、精囊和射精管后面延伸，并有血管、神经伴行其中，形成一层厚实的筋膜，是阻止前列腺癌扩散的一个屏障。事实上，上行引流前列腺的静脉、淋巴管并非穿行其中而是走行于其前方。

覆盖膀胱的筋膜在精囊上方分为两层，分别位于精囊、射精管的前后方。前层沿精囊、射精管前面下行至前列腺后方向前折返上行与前列腺筋膜中层相连。后层在精囊后方下行至前列腺后包膜处，并与 Denonvillier 筋膜前层相融合。在精囊侧方、前后两层融合在一起、紧靠于膀胱底部。在

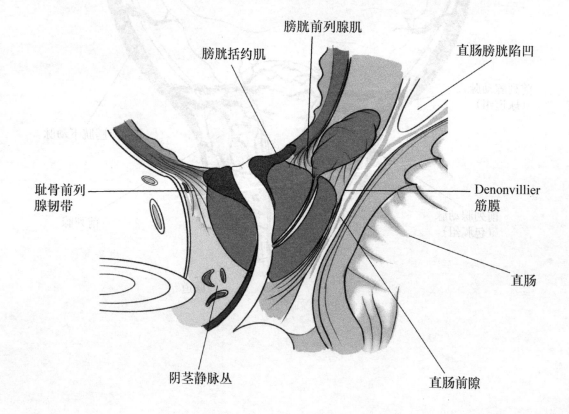

冠状切面上，可见肛提肌位于前列腺的两侧，覆盖肛提肌上面的筋膜内有引流前列腺、精囊的血管和淋巴管穿过。因此，在施行前列腺癌根治切除时，若肿瘤已波及前列腺包膜，应紧贴肛提肌才能将包含前列腺、精囊血管及淋巴管的筋膜一并切除，以避免肿瘤组织残存。

4 前列腺的神经及淋巴供应

前列腺的淋巴回流至髂内和骶前淋巴结，部分也可回流至髂外淋巴结。前列腺前部的集合淋巴管沿膀胱上动脉的分支上行至膀胱前方，经膀胱前淋巴结和膀胱外侧淋巴结注入髂内淋巴结，有时也注入髂外淋巴结。前列腺外侧部淋巴管经直肠外侧注入骶岬淋巴结或骶淋巴结。前列腺后部淋巴管与精囊的淋巴管汇合，注入髂内淋巴结或骶淋巴结。髂外淋巴结有三个淋巴链，分别是位于髂外动脉外侧的外侧链，髂外静脉外侧的中链，以及髂外静脉下方的内侧链。内侧链由 3~4 个淋巴结组成，于闭孔神经周围有一附属淋巴链，即所谓的闭孔神经淋巴结，通常认为这是前列腺癌淋巴转移的第一站。

支配前列腺的神经主要来自盆腔神经丛，包含交感神经和副交感神经。前列腺的自主神经由盆丛的下部分发出，在前列腺周围形成前列腺丛。多数神经纤维于前列腺底部之上离开血管神经束，并于脂肪组织内向内侧呈放射状进入前列腺包膜。

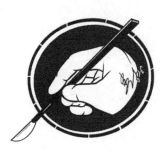

第2章 睾丸的解剖

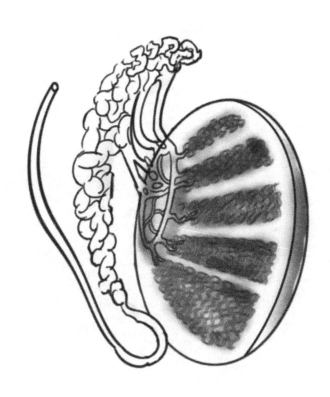

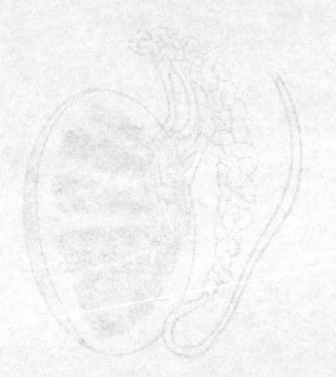

1 睾丸的形态

正常成年男性睾丸左右各一，呈椭圆形，表面光滑，大小匀称，长约 4~5cm，宽约 3~4cm，厚约 3cm，体积约 20~30ml。新生儿的睾丸相对较大，在性成熟前发育缓慢至性成熟期迅速增大，到老年时萎缩变小，性功能也随之减退。左右睾丸在阴囊内的位置高低不一，左侧睾丸因精索较长而位置稍低。

睾丸分前、后两缘，上、下两端和内、外侧面。前缘游离而隆凸称为独立缘；后缘较平直又名睾丸系膜缘，有血管、淋巴管、神经出入，并与附睾体、附睾尾和精索下部相接触。上端后部被附睾头覆盖，下端游离。内侧面较平坦，靠近阴囊纵隔，外侧面较隆凸与阴囊壁相贴。

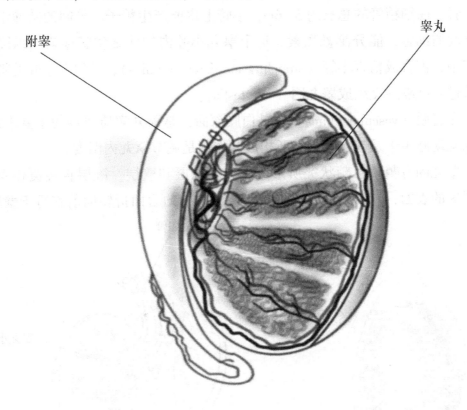

附睾　　　　　　　　　　　　　　　　　　睾丸

2 睾丸的组织结构

睾丸的被膜。睾丸除后外侧外均被鞘状突的脏层所包绕，睾丸实质表面由浅到深有三层被膜。

白膜（tunica albugine）是一层厚而坚韧、富有弹性的纤维膜，紧紧包绕睾丸组织。白膜在睾丸后缘增厚并伸入睾丸内形成睾丸纵隔（mediastinum testis）。从纵隔发出许多睾丸小隔（septula testis），呈扇形伸入睾丸实质，将睾丸实质分为200~300个睾丸小叶（lobules of testis）。小叶的底是白膜，小叶的尖朝向纵隔。白膜与睾丸小隔相连，使实质不易与白膜剥离。每个小叶含有2~4条盘曲的曲细精管（contorted seminiferous tubules），增大卷曲形成附睾小叶，小叶合并形成附睾头，最后汇合成单一、高度卷曲的附睾管。曲细精管的总长约5~6m，小管上皮能产生精子。管间的结缔组织内含间质细胞，能分泌雄激素。每个睾丸小叶内的曲细精管逐渐向纵隔方向集中，汇合成精直小管（straight seminiferous tubules），各睾丸小叶的精直小管进入纵隔后交织成睾丸网（rete testis）。

血管膜（vascular tunica）紧贴白膜深面，是睾丸实质血供的主要来源，由睾丸动脉主干及其伴随静脉所构成，作用是调节睾丸内温度。

睾丸固有鞘膜由鞘状突所形成，分为脏层和壁层。脏层直接覆盖睾丸及附睾的表面，在睾丸后缘及附睾和精索下端的后面折转向前移行于壁层，

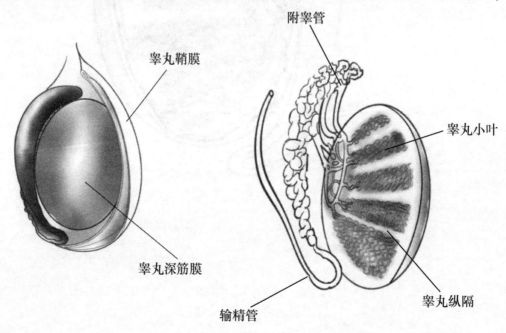

两层间的鞘膜腔内含有少量浆液作为润滑剂，利于睾丸在阴囊内活动。

3 阴囊的结构

阴囊的筋膜有皮肤和肉膜 2 层。皮肤含丰富汗腺，肉膜能收缩皮肤。阴囊靠汗腺和肉膜来调节睾丸温度。阴囊靠来自肉膜肌肉和 Colles 筋膜中隔组成的阴囊中隔（septum of scrotum）分成左右两腔，外在标志为阴囊缝。

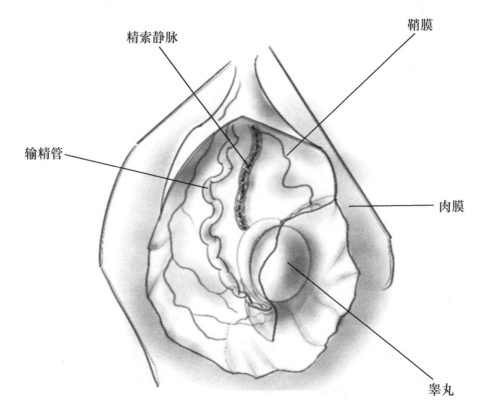

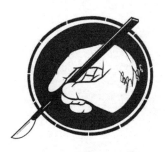

第 3 章　精索的解剖

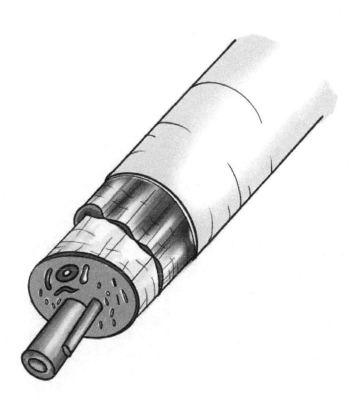

1 精索的位置和形态

精索是一条柔软的圆索状结构，起到悬挂睾丸和附睾的作用，由精索内动脉、内静脉、淋巴管、输精管、输精管动脉和静脉、精索内神经及其被覆盖的筋膜与提睾肌共同组成。精索起自腹股沟内环，走行于腹股沟管内，出外环口后进入阴囊，止于睾丸后缘，是睾丸、附睾和输精管的血液和淋巴液回流的必经之路，全长为 11.5~15.0cm，直径约 0.5~1.0cm。

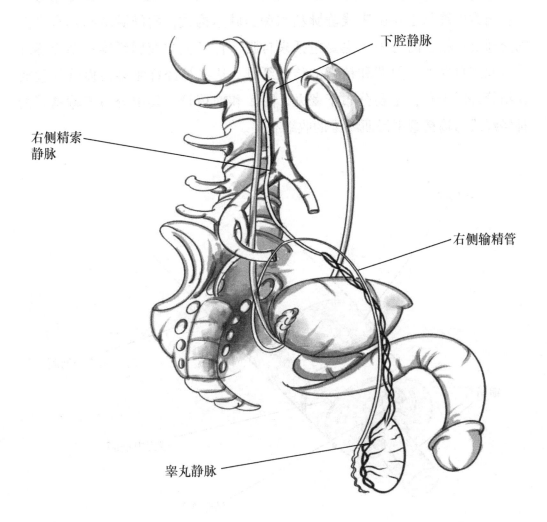

下腔静脉

右侧精索
静脉

右侧输精管

睾丸静脉

2 精索的结构

精索表面有 3 层被膜包裹，由深至浅依次为精索内筋膜、提睾肌和精索外筋膜。精索内筋膜是腹横筋膜的延续，位于提睾肌深面，是精索的三层被膜中最为牢固的一层；提睾肌是由最下部的腹内斜肌和腹横肌纤维形成的，包裹于睾丸、附睾和精索表面；精索外筋膜是由腹外斜肌腱膜延续而形成的，起于腹股沟管浅环的边缘，覆盖于提睾肌的表面。精索内的动脉主要包括精索内动脉（睾丸动脉）、精索外动脉（提睾肌动脉）及输精管动脉；精索内静脉主要由表浅静脉丛和深静脉丛构成，两静脉丛间具有广泛的交通支；精索内的神经主要包括来自腹下神经丛的交感纤维和副交感纤维以及来自睾丸、附睾和精索的传入纤维。这些神经纤维多沿血管外膜或输精管外膜走行，主要分布于睾丸、附睾和输精管，其中分布于输精管的神经纤维与输精管平滑肌纤维的收缩有关。

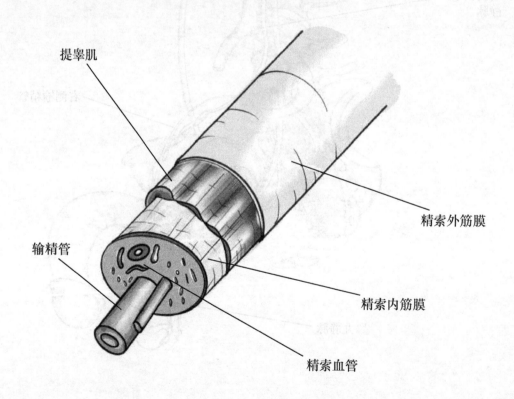

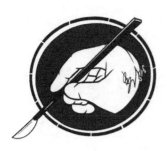

第4章 阴茎的解剖

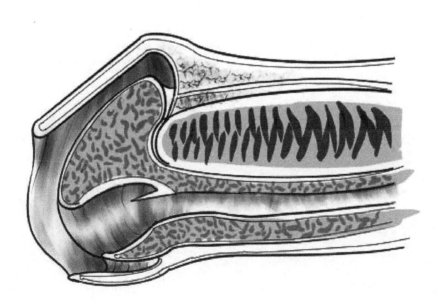

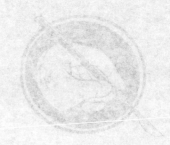

第七章　阿基米德

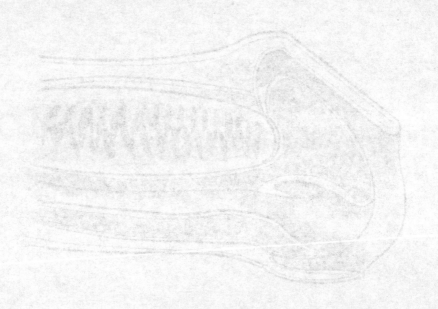

1 阴茎的形态结构

阴茎是泌尿系统和男性生殖系统的排泄管，是重要的性器官，它分为根、体、头三部。阴茎根是阴茎的固定部，包括阴茎海绵体左、右脚和尿道球部。阴茎体是阴茎的可动部，呈圆柱状，上面叫阴茎背，下面叫尿道面，松软时悬于耻骨联合前下方。阴茎头为阴茎末端的膨大部。阴茎由背侧的两个阴茎海绵体和尿道面的一个尿道海绵体组成。阴茎海绵体呈圆柱状，左右各一，中间由白膜互相融合构成阴茎中隔。两个阴茎海绵体近端不相连分叉成两个阴茎海绵体脚，附着于耻骨弓前侧面的耻骨下支、坐骨支及尿生殖膈下筋膜，成为固定的阴茎根。阴茎海绵体的远端嵌入阴茎头底面的凹陷内，阴茎中隔背、腹侧各有一纵沟，背侧沟较浅，中央有 1 条阴茎背深静脉，静脉的两侧由内依外依次有阴茎背动脉和阴茎背神经，腹侧面沟较深，容纳有尿道海绵体。尿道海绵体呈圆柱状，近端膨大成尿道球部，位于两侧阴茎海绵体脚中间，球海绵体从会阴中心点发出，向前通过并围绕整个球部，附着于尿生殖膈下筋膜，外面被球海绵体肌覆盖。尿道

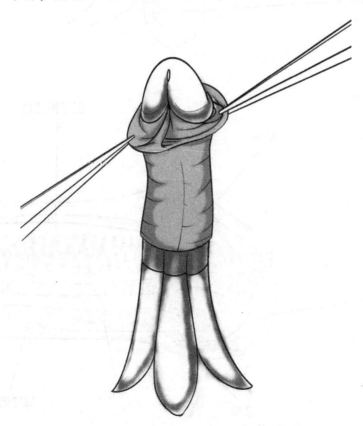

海绵体包绕整个海绵体部尿道，由近端向远端逐渐变细，至远端膨大为阴茎头，附着于阴茎海绵体末端。其颈部前下方有尿道外口，其底的边缘凸起游离称阴茎头冠，冠的后方为阴茎头与阴茎体的移行部称为阴茎颈。

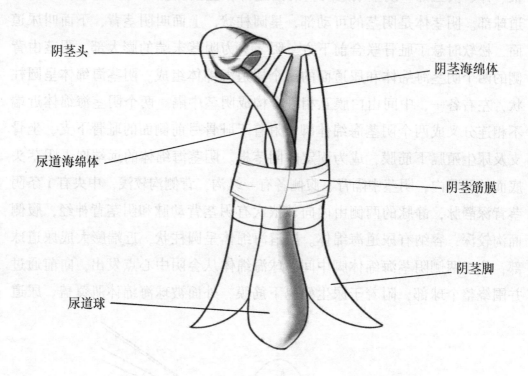

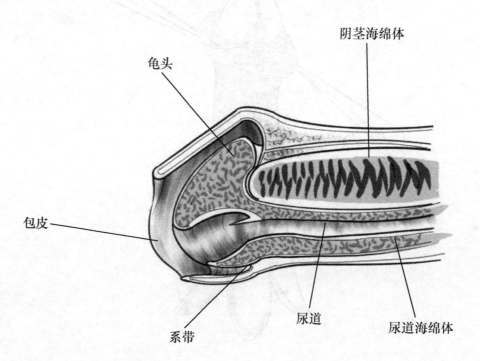

2 阴茎膜的层次

阴茎的层次从浅至深依次为皮肤、会阴浅筋膜（Colles 筋膜）、阴茎筋膜（Buck 筋膜）、白膜、（阴茎、尿道）海绵体和尿道。

（1）皮肤 阴茎皮肤在冠状沟处由内、外两层皮肤反折形成包皮，外层称为外板，在包皮口反折为内层即为内板，内层皮肤薄而光滑，经冠状沟移行于阴茎头，在尿道外口移行于尿道黏膜。内外层相移行的游离缘围成的口，称包皮口。由包皮口向内，包皮内层与阴茎头之间的狭窄裂隙为包皮腔，腔内有由脱落的上皮及分泌物组成的包皮垢。阴茎头下方腹侧中线处形成纵行皱襞，称包皮系带。在做包皮环切术时不要切断系带。

（2）阴茎浅筋膜 又称为 Colles 筋膜，由疏松结缔组织构成，是下腹部腹壁浅筋膜在阴茎部的延续，此筋膜在根部向周围分别移行于阴囊肉膜、会阴浅筋膜及下腹前壁浅筋膜的深层（Scarpa 筋膜）。阴茎浅筋膜缺乏皮下组织，使阴茎皮肤具有较大的活动度，筋膜内有来自阴茎外浅动、静脉的阴茎背浅动、静脉。

（3）阴茎筋膜 又名 Buck 筋膜，为致密结缔组织膜，位于阴茎浅筋膜和白膜之间，此层筋膜包裹所有的海绵体，向前至阴茎颈逐渐变薄、消失。

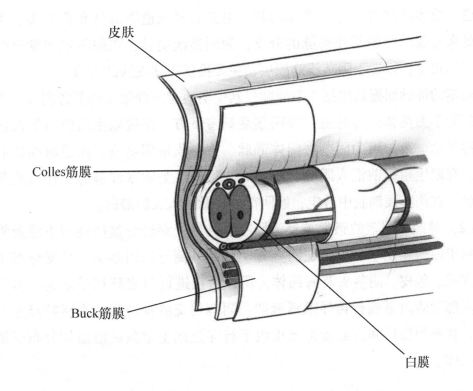

皮肤

Colles筋膜

Buck筋膜

白膜

在此筋膜的阴茎背侧有阴茎背深静脉，两侧向外依次有阴茎背动脉和阴茎背神经。

（4）海绵体白膜　由致密的胶原纤维和弹力纤维组成，紧密地包围着每个海绵体表面，阴茎海绵体白膜较厚，其间形成阴茎中隔，隔上有裂隙使两个阴茎海绵体相通，尿道海绵体较薄。

（5）阴茎的海绵体　包括两个阴茎海绵体和一个尿道海绵体。两侧阴茎海绵体在耻骨联合下缘附近互相结合，其腹、背面各形成一纵沟，背侧者较浅，叫阴茎背侧沟，腹侧者较深，为尿道沟，容纳尿道海绵体。

3 阴茎的血管、神经及淋巴供应

（1）血管　阴茎的动脉分为深、浅两组。深组动脉来自阴部内动脉的阴茎动脉，该动脉经阴茎脚汇合处进入阴茎海绵体的中央，又名中央动脉，其分支营养阴茎海绵体，两侧海绵体动脉可有穿过中隔的交通支；第二支在白膜表面阴茎背深静脉两侧向阴茎头行走，为阴茎背动脉，此动脉起自骨盆横韧带下缘，经阴茎系韧带的内侧进入阴茎筋膜与白膜之间，沿阴茎背静脉向前行，达阴茎头，不断发出分支营养阴茎海绵体及阴茎被膜，末端与对侧同名动脉构成吻合弓，并发出分支营养阴茎头和包皮；第三支进入尿道海绵体的球部，为尿道球动脉，主要营养尿道海绵体和阴茎头。浅组动脉来自股动脉阴部外动脉的分支，为阴茎浅动脉，在阴茎根部发出阴茎背支和腹支，行走于阴茎浅筋膜层，主要提供阴茎皮肤的血液。

阴茎的静脉回流共包括3组静脉，其中阴茎背深静脉在阴茎背侧沟，主要收集阴茎海绵体的静脉血，经阴茎悬韧带下方，穿过尿生殖膈前汇入前列腺静脉丛。第二组为阴茎海绵体静脉，主要收集阴茎头、尿道海绵体的血液，在尿生殖膈前汇入阴茎背深静脉。第三组为阴茎浅静脉，伴行阴茎浅动脉，在阴茎浅筋膜中行走，经阴部外静脉汇入大隐静脉。

（2）神经　阴茎的感觉神经为阴茎背神经，穿经骨盆横韧带下缘及阴茎系韧带内侧至阴茎背部，在阴茎背动脉的外侧行向阴茎头，分支分布于阴茎皮肤、包皮、阴茎头及海绵体。所以，在进行包皮环切手术时，多在阴茎根部背侧附近施行传导阻滞麻醉。阴茎的交感神经和副交感神经来自盆丛，在前列腺后侧沿血管神经束内下行穿过尿生殖膈后沿血管分布于阴茎海绵体。

（3）淋巴管 阴茎的淋巴管分为深、浅两组。深淋巴管收集阴茎头和海绵体的淋巴，与阴茎背深静脉伴行。浅淋巴管收集包皮、阴茎皮肤、阴茎皮下组织及阴茎筋膜的淋巴。

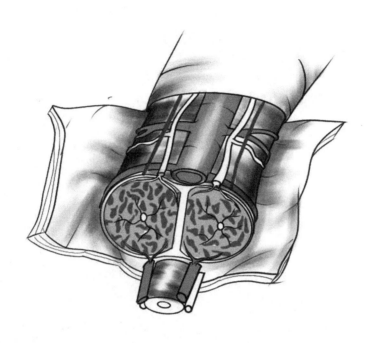

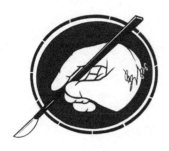

第5章 腹腔镜精索静脉高位结扎术

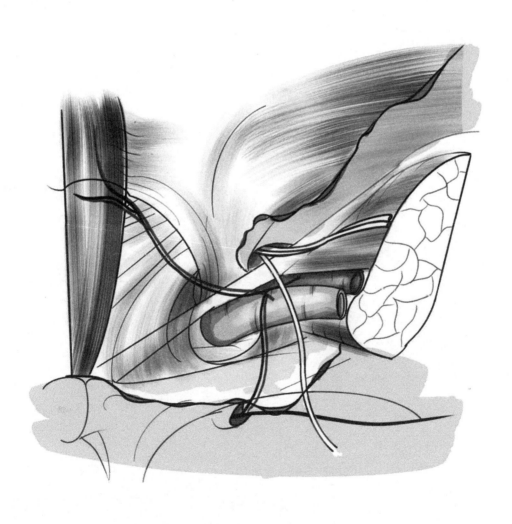

第 5 章

【详情】

目前治疗精索静脉曲张以手术结扎为主，以往采用的开放性手术因创伤大、并发症多，康复效果差。腹腔镜作为微创技术中的常用手段，在泌尿外科中应用越来越多，其优点为手术创伤小、患者术后恢复快，且腹腔镜的放大功能可保障手术的安全性。因此，腹腔镜手术用于治疗精索静脉曲张可能会取得满意效果。

【适应证】

（1）精索静脉曲张伴明显不适症状者。

（2）精索静脉曲张伴精液分析异常者。

（3）精索静脉曲张伴不育者。

（4）精索静脉曲张的青少年伴同侧睾丸体积减小者。

【禁忌证】

（1）继发性精索静脉曲张者。

（2）原发性精索静脉曲张、侧支回流不良有侧支反流者。

【手术步骤】

1 常规消毒，手术铺巾。病人取头低、脚高、仰卧位。在脐上缘做1cm的纵切口深至筋膜，术者与助手用两把布巾钳提起脐部筋膜，使腹壁尽量悬起。将套管从切口内刺入腹腔，这时术者可感到套管穿破腹膜的落空感。将生理盐水缓慢由套管注入腹腔，抽吸时无肠内容物或血液则证实在腹腔内，即可将气腹机与套管连接，开始向腹腔慢速注入二氧化碳气体1L。后改为快速注入约1.5~2.5L，使腹内压维持在1.5~1.8kpa，此时全腹均匀隆起，叩诊为鼓音，肝浊音界消失。拔出套管，于切口两侧用布巾钳提起，用10mm直径的穿刺套管刺入腹腔，拔出针芯插入腹腔镜，监视器上观察腹腔脏器有无异常或损伤。同时接通气腹机，维持腹内压力，分别在下腹部两侧麦氏点沿皮纹做0.5~1cm切口，在腹腔镜直视下分别插入10mm及5mm穿刺套管，拔出针芯，插入操作器械。若是单侧病变，5mm套管针放入病变同侧，若是双侧病变，则两个工作通道分别置于腋前线上。

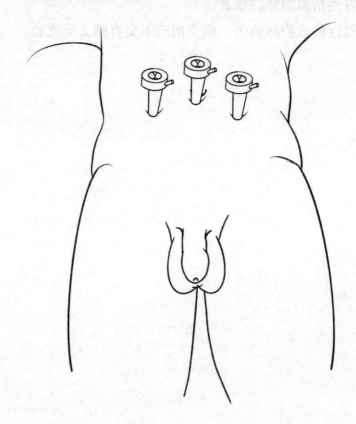

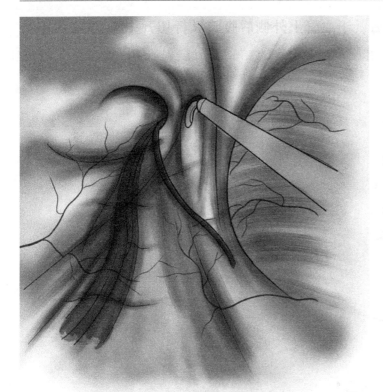

2　先在内环附近寻找精索血管。若精索内静脉不易确定时，可由助手牵拉同侧睾丸，可见精索内静脉随之移动。

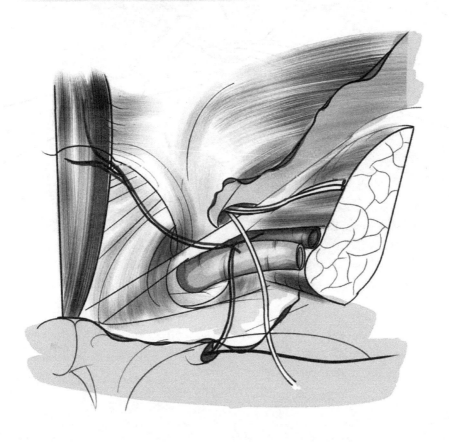

3 找到精索血管后，于血管上外侧后腹膜纵行切开 1.5~2cm 大小切口。显露出精索内动、静脉。

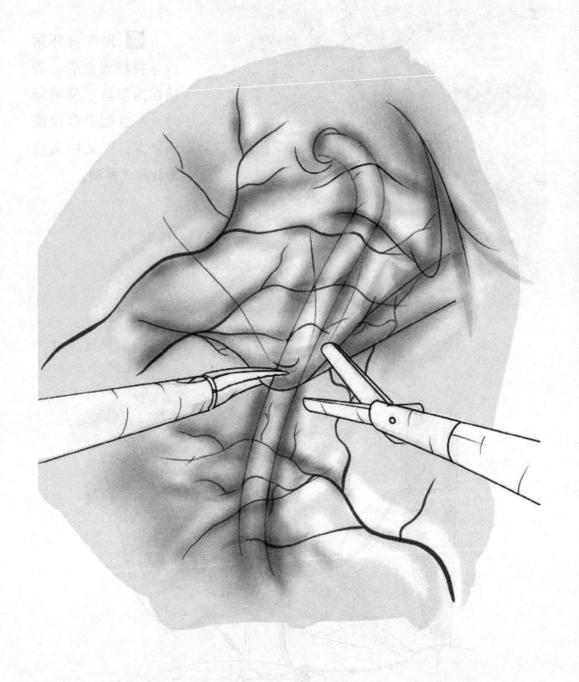

4 将精索内所有扩张的静脉与腹膜和腹膜外脂肪分开。在游离精索内静脉时，应进行冷分离，以免电凝分离的热力辐射刺激腰大肌、生殖股神经等导致肌肉剧烈收缩。

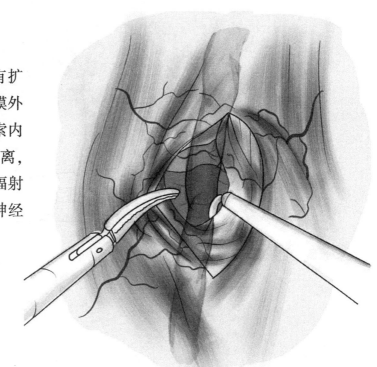

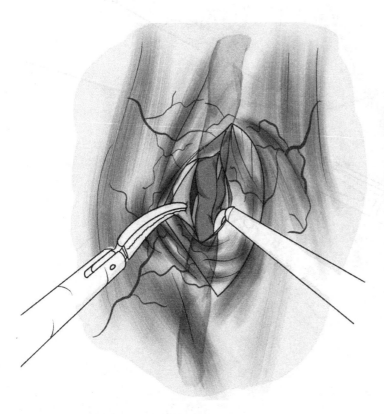

5 注意，要尽可能完全游离精索内静脉，以防集束结扎时损伤伴行的生殖股神经。同时要避免损伤动脉，动脉有波动色泽，且位置较深；若动脉波动不明显，可局部灌注利多卡因或罂粟碱；也可用彩色多普勒加以识别。

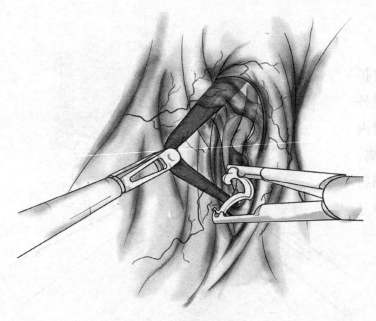

6 分别用钛夹在静脉两端钳夹进行结扎。精索静脉一般有多条分支，在结扎前最好小心游离出需要结扎的全部精索静脉，避免漏扎，可以将游离出的所有精索静脉一次性全部结扎。

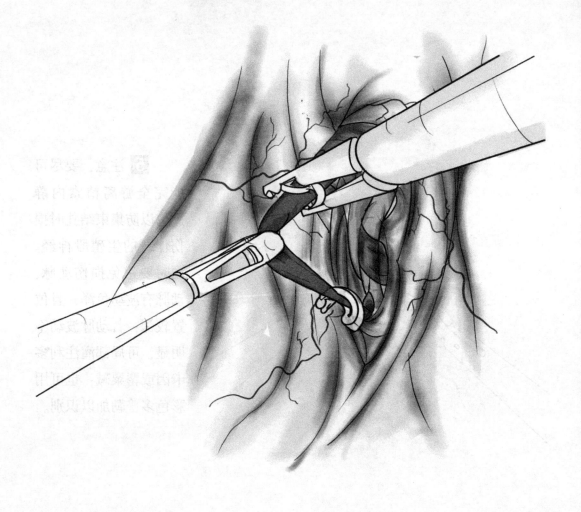

7 用剪刀在已结扎静脉中间剪断，也可不断。若周围有出血点，可用电凝止血；若后腹膜切口撕裂过大，可拢合后用钛夹关闭。

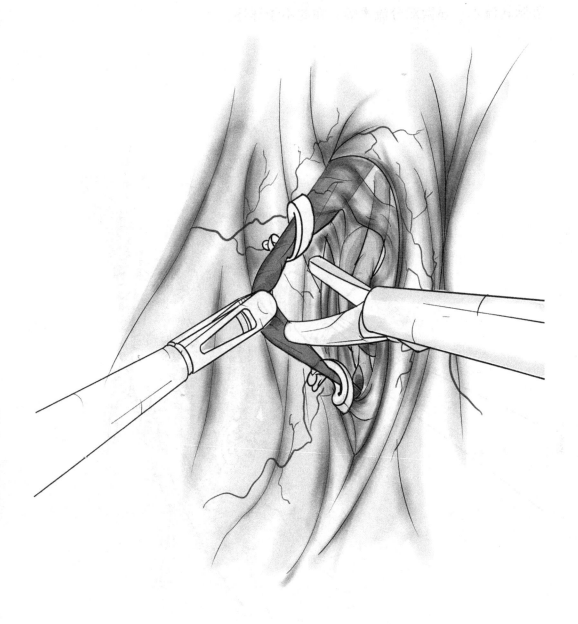

8 解除气腹，在腹腔镜直视下拔出所有操作器械。关闭皮肤，并用胶条拉合或医用胶胶合。精索静脉曲张的手术治疗还有很多术式，如精索内静脉-腹壁下静脉转流术、精索内静脉-髂外静脉吻合术、精索静脉-旋髂浅静脉转流术、显微双分流术等，在此不予详述。

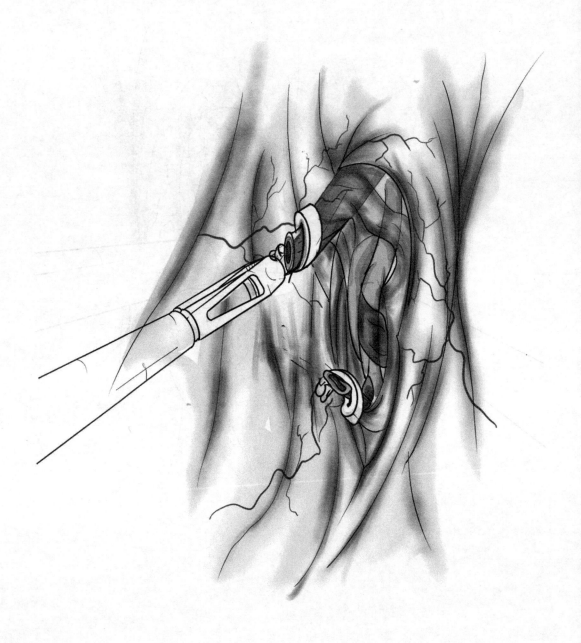

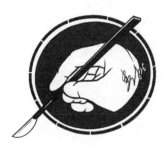

第 **6** 章　腹膜后精索静脉结扎

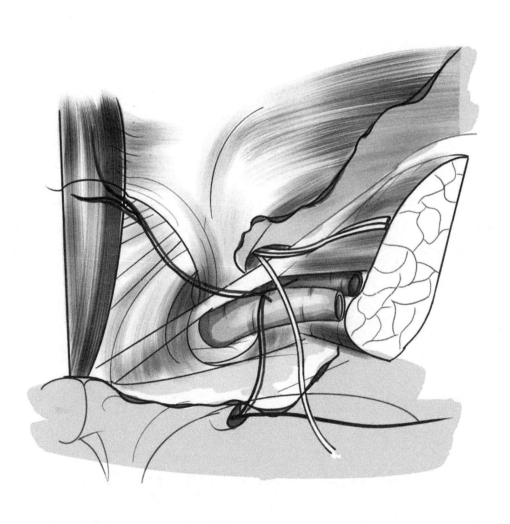

【详情】

精索静脉曲张是泌尿外科常见病，是精索静脉回流受阻或瓣膜失效反流引起血液淤滞，导致蔓状静脉丛异常伸长、扩张和迂曲。发病率约占男性人群的 10%～15%，常可导致不育。精索静脉高位结扎术可分为经腹股沟、经腹膜后及经腹腔镜 3 种术式，与经腹股沟途径相比，经腹膜后手术简易确切。

【适应证】

（1）精索静脉曲张伴明显不适症状者。

（2）精索静脉曲张伴精液分析异常者。

（3）精索静脉曲张伴不育者。

（4）精索静脉曲张的青少年伴同侧睾丸体积减小者。

【禁忌证】

（1）继发性精索静脉曲张者。

（2）原发性精索静脉曲张若侧支回流不良有侧支返流者。

（3）腹腔活动性感染者。

（4）腹腔或腹膜后手术史导致广泛粘连者。

【手术步骤】

1 该术式适合于瘦长的病人，其优点在于万一动脉受损，仍存在充足的侧支循环。甚至只要在精索内不超过外环结扎动脉，也不会引起严重问题。病人仰卧位，消毒铺巾。在内环处做一约 4~6cm 的平行于腹股沟韧带的切口（于髂前上棘与耻骨结节中点、腹股沟韧带上方 2cm 处向外侧做 3~5cm 平行腹股沟韧带的切口）。

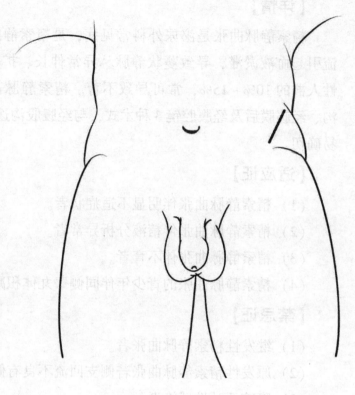

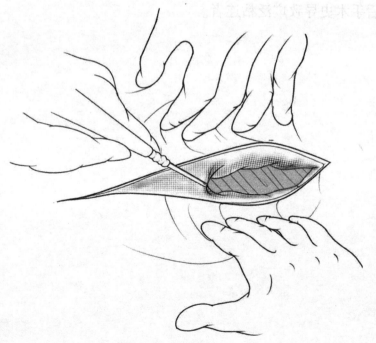

2 依次切开皮肤及皮下组织。此过程中在切口的两侧用手对称将伤口扒开，暴露皮下组织并形成一定的张力，这样有利于清晰地切开皮肤及皮下组织。

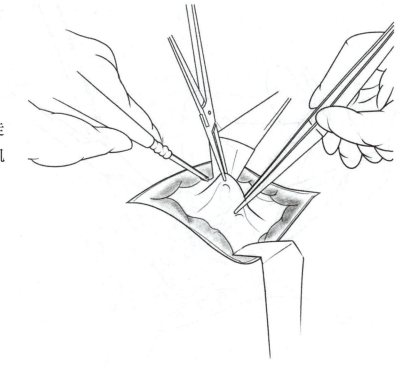

3 顺纤维走向切开腹外斜肌筋膜。

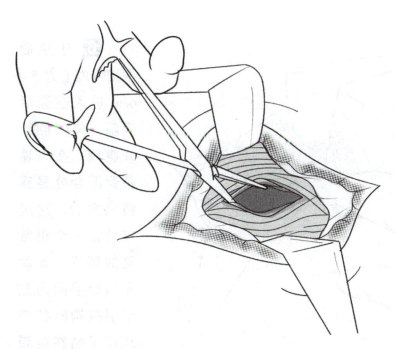

4 用皮肤拉钩将两侧的皮肤及皮下组织拉开，充分暴露手术视野，然后插入弯血管钳钝性分开腹内斜肌。

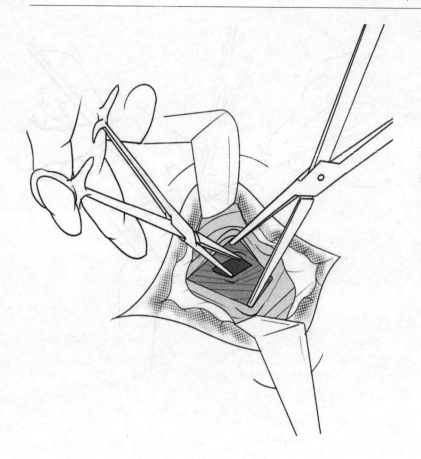

5 分开腹内斜肌后，用弯血管钳撑开，充分暴露下面的腹横筋膜，用第二把钳子撑开腹横筋膜。

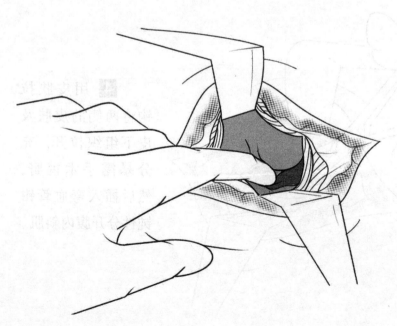

6 于腹股沟韧带内上方 5~6cm 进入腹膜后间隙，向内侧推开腹膜，在与输精管汇合处显露精索血管。这里容易犯一个很常见的错误，那就是当助手向内侧牵引拉钩时拉钩压住了贴在腹膜

上的精索静脉，使之不易找到，手术时应注意避免。

7 找到精索后，用大拉钩将腹膜拉开，充分暴露腹膜后间隙，钝性分离精索周围筋膜。

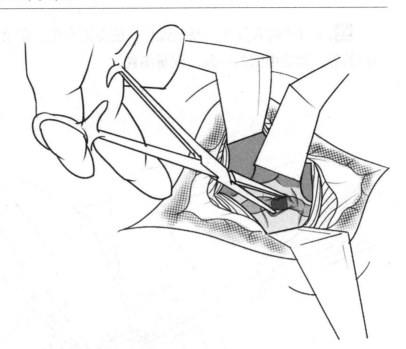

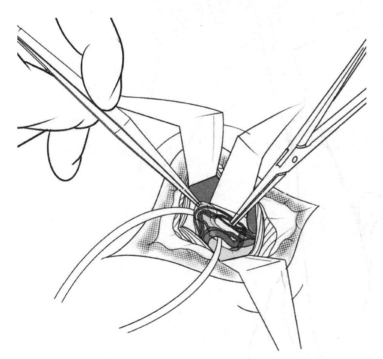

8 将塑料管从精索下面穿过，用来提拉精索充分暴露精索结构，分离与动脉和淋巴管毗邻的扩张静脉，通常有 1~3 条。若动脉不易看见，从精索上钝性剥离精索筋膜。在血管束上慢慢点滴利多卡因，动脉可扩张并能见波动，或用罂粟碱滴注睾丸动脉上，以增加血液循环，使静脉更加明显。

9 也可将病人置于头高足低位，使静脉充盈，帮助辨认。仔细分离每
一根静脉，切除中间的一段，双重结扎。

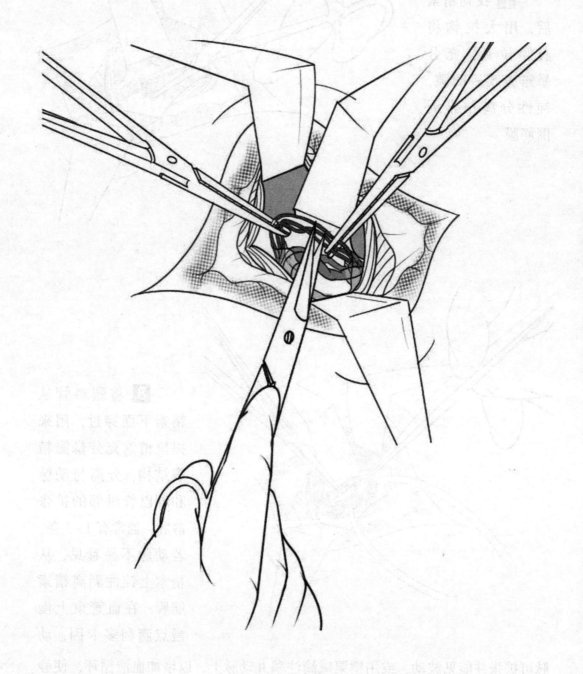

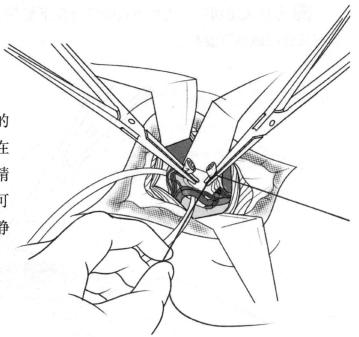

10 于相距 1~2cm 的部位结扎每一根静脉。在结扎前最好游离出全部精索静脉，避免漏扎，也可以将游离出的所有精索静脉一次性全部结扎。

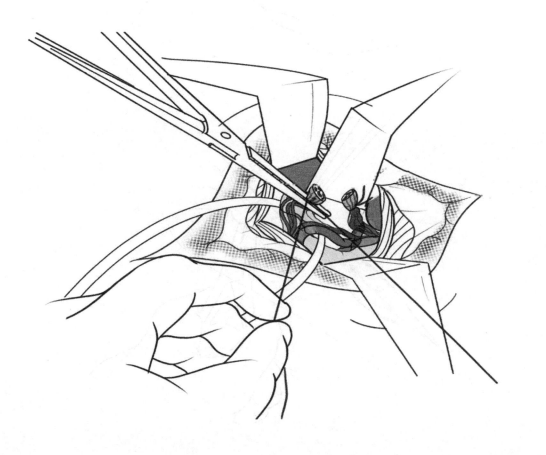

11 分层关闭切口。用可吸收线缝合皮下组织，最后关闭皮肤切口。术后有条件应佩戴阴囊托。

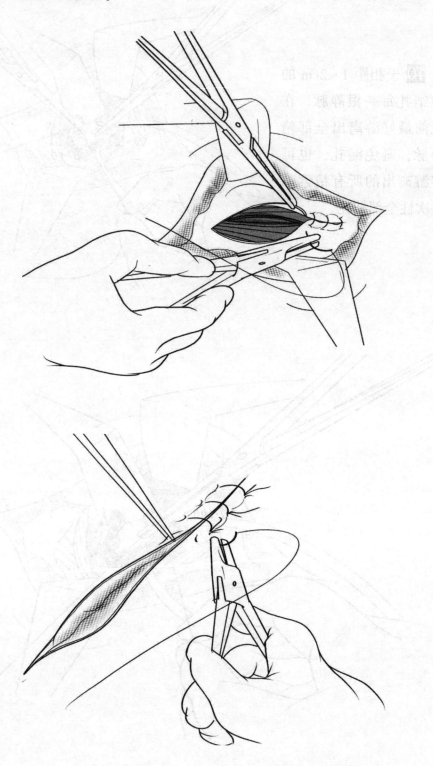

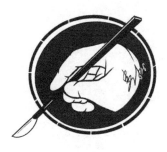

第 **7** 章　腹腔镜前列腺癌根治性切除术

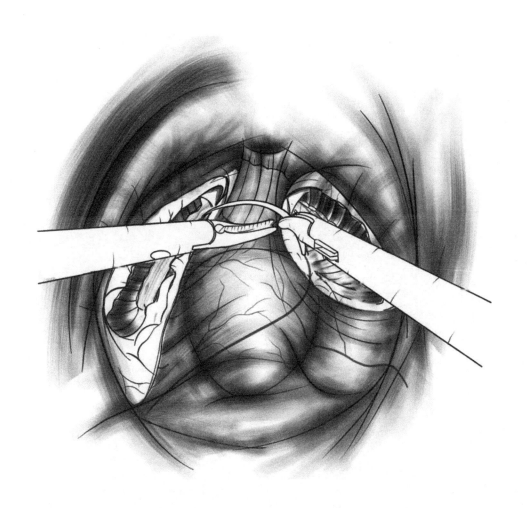

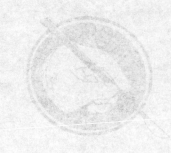

【详情】

前列腺癌在我国发病率逐年升高，威胁着中老年男性健康。前列腺癌根治手术是治疗前列腺癌的重要治疗手段，可采用经典的耻骨后前列腺根治切除术、腹腔镜前列腺根治切除术，以及近年来新兴起的机器人前列腺根治切除术。本章主要介绍经腹腹腔镜前列腺癌根治术。

【适应证】

（1）临床分期：适应于局限前列腺癌，临床分期 T1 ~ T2c 的患者。对于 T3 期的前列腺癌尚有争议，有主张对 T2c 和 T3 给予新辅助治疗后行根治术，可降低切缘阳性率。

（2）预期寿命：预期寿命≥10 年者则可选择根治术。

（3）健康状况：前列腺癌患者多为高龄男性，手术并发症的发生率与身体状况密切相关。因此，只有身体状况良好，没有严重的心肺疾病的患者适用根治术。

（4）PSA 或 Gleason 评分高危患者的处理：对于 PSA>20 或 Gleason 评分≥8 的局限性前列腺癌患者符合上述分期和预期寿命条件的，根治术后可给予其他辅助治疗。

【禁忌证】

（1）全身健康状况差，如未控制的严重心肺疾病或凝血功能障碍者。

（2）广泛骨转移或伴其他脏器转移者。

（3）广泛的腹腔或盆腔手术史者。

【手术步骤】

1 首先建立
腹膜外腔隙，用左
右手分离并建立腔
隙，后用充气球囊
扩大此间隙。用超
声刀清除前列腺表
面脂肪组织使得前
列腺周围解剖关系
更加清晰。

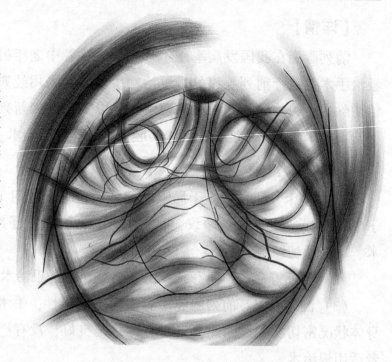

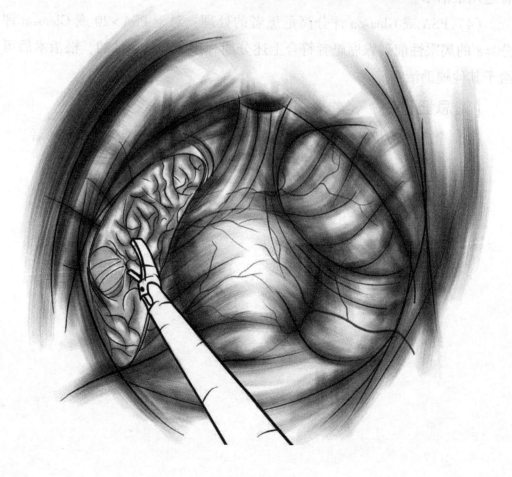

2 打开盆筋膜，在筋膜红白相间处用超声刀打开盆筋膜，即肌肉与肌腱移行的部位。

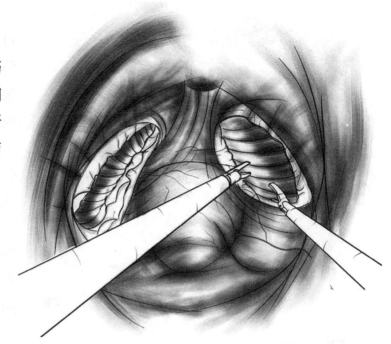

3 打开盆筋膜时要远离前列腺进行操作，这样可以最大程度避免损伤到阴茎背深静脉丛，它是呈网状分布，这样可以避免出现术中出血。

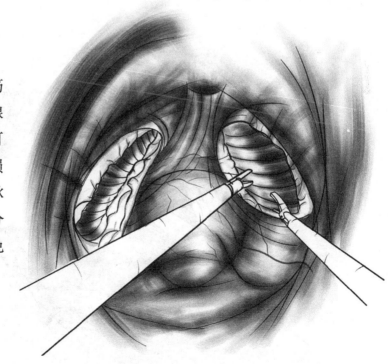

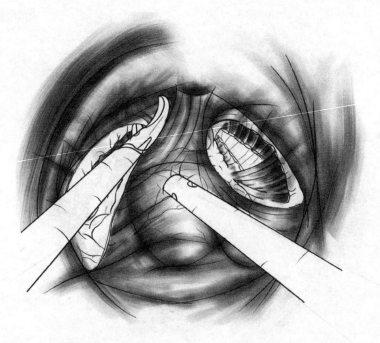

4 将盆筋膜切口往远端扩大至耻骨前列腺韧带，在前列腺远端可见盆筋膜的翻折，进行钝性分离，充分暴露耻骨前列腺韧带（双手要协调配合，用左手进行牵拉起到与右手对抗进而暴露结构层次，并且起到指引和标记的作用）。

5 打开耻骨前列腺韧带，充分暴露耻骨后血管复合体，此处离断盆筋膜时注意尽量偏向盆腔的方向，紧贴耻骨后离断耻骨后前列腺韧带，后期有利于完整切除前列腺尖部，而且有利于术后尿控（前列腺尖部分离时保护耻骨尿道韧带才是关键）。

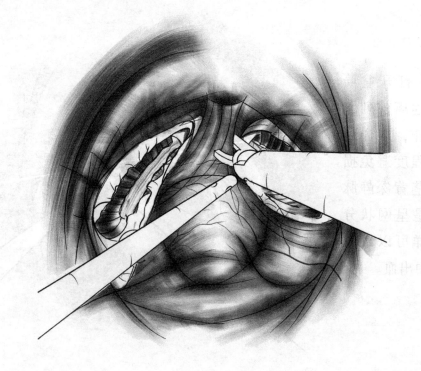

6 缝扎脊静脉复合体，用长度36mm 的针，针的前端由 1/2 弧度改为 1/8 弧度，2-0 的倒刺线后面打结，调整针和持针器的位置和角度。

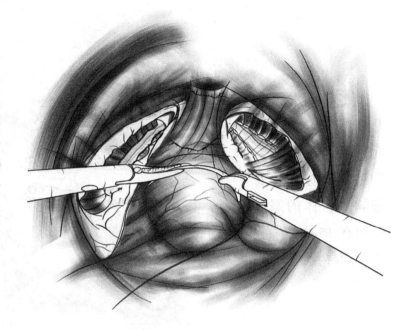

7 将调整好的缝针在脊静脉复合体表面进行对比，查看此针的长度能否穿过脊静脉复合体。

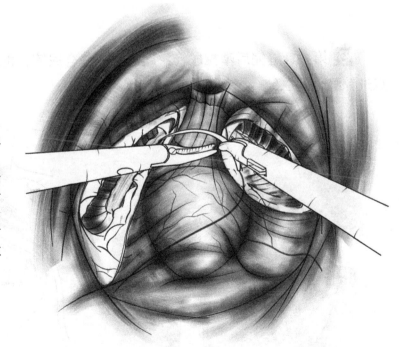

8 用钳子扒
开脊静脉复合体侧
面，确定进针点，
避免缝扎尿道，脊
静脉复合体的厚度
一般在 15mm 左右，
从对面寻找针头。

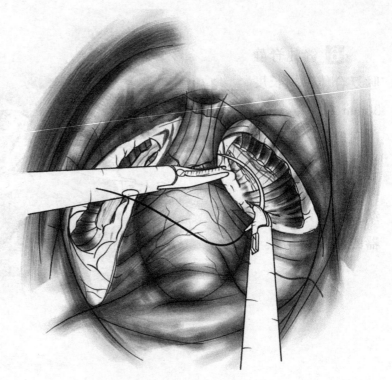

9 第一针缝完后牵拉尿管，确定没有缝合尿管，再用同样的方法在原
点进针缝合第二针。

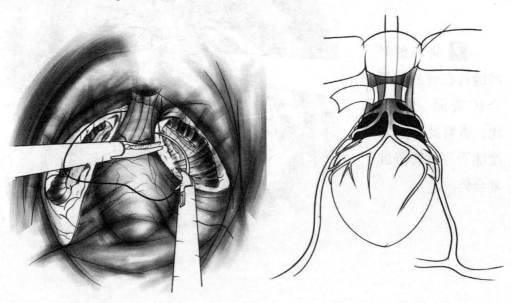

10 两针缝完后打结，将线结拉紧，使结紧靠耻骨联合部位，这样在切开脊静脉复合体时不会把线结切断，最后切断缝线。

（此处的技巧在于，脊静脉复合体两侧一定要充分游离，尽可能显露清晰，由助手向头侧牵引前列腺，最大限度暴露脊静脉复合体两侧。缝合针的弧度如果过大，可以调整缝合针的弧度，便于进、出针。缝合时不宜过浅，缝合不全会导致在进行后面的步骤时出血；但也切忌缝合过深，因为很有可能会缝上尿管，缝合位置应当尽可能远离前列腺尖部。）

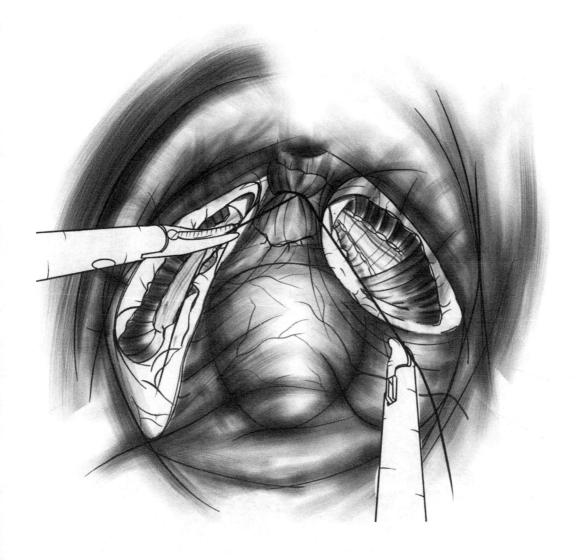

11 打开膀胱颈前壁，依次切开膀胱周围脂肪、膀胱筋膜及膀胱逼尿肌，此过程充分牵拉尿管。

寻找膀胱颈需要一定技巧，现有多种方法帮助寻找膀胱颈。膀胱前方多有少量脂肪组织附着，可以使用这层脂肪组织作为引导向下方寻找，脂肪组织与前列腺表面移行的区域，多为膀胱颈之所在。如果辨认膀胱颈仍然存在困难，可由助手牵拉尿管，通过尿管水囊帮助判断膀胱颈的位置。也可用手术器械轻轻从两侧压迫膀胱底部，可以显示出前列腺的轮廓，从而辨认膀胱颈。

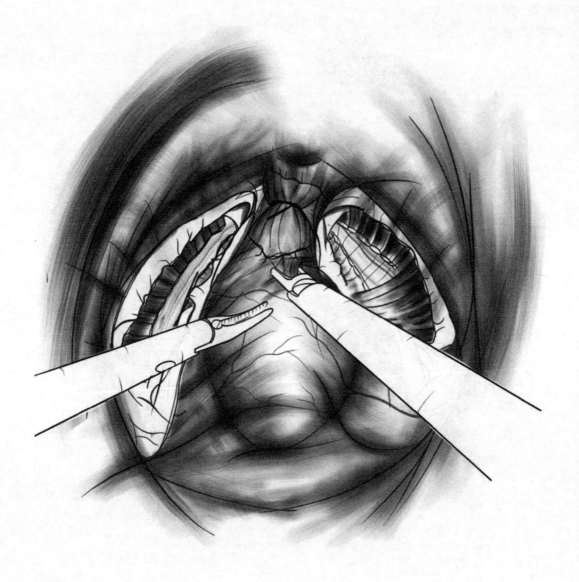

12 左手用弯钳牵拉膀胱，充分显露膀胱颈，沿前列腺与膀胱筋膜间的层面打开膀胱颈部前壁，寻找前列腺与膀胱的界限，可以减少术中出血及切缘肿瘤的阳性，同时注意膀胱颈两侧的脊静脉复合体的侧丛。

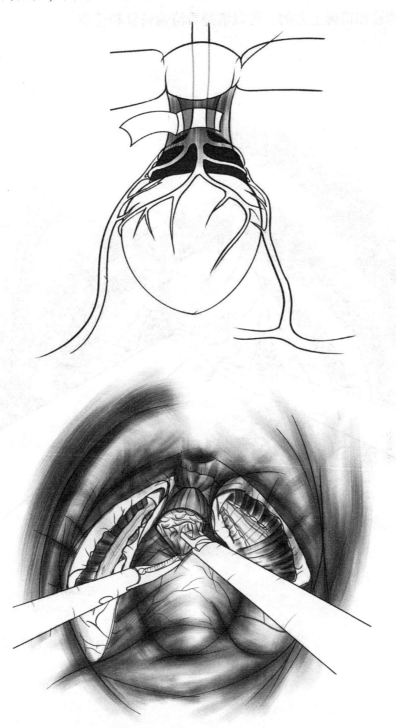

13 切开尿道，拔出尿管并牵拉尿管，逐渐向两侧延伸，紧贴膀胱分离两侧，通过左手弯钳的牵拉可以显示前列腺和膀胱后壁的层面，沿此层面向前列腺的 5 点、7 点分离膀胱后壁，最后切开膀胱前列腺肌，本侧肌肉被覆在输精管和精囊上方的，可以清楚看清输精管和精囊。

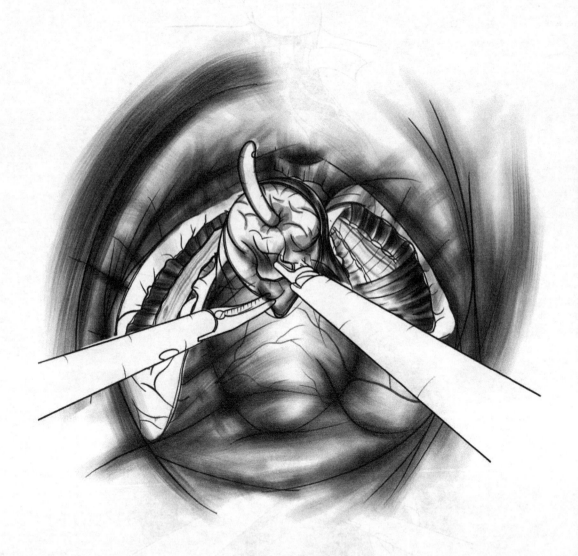

14 沿精囊后向两侧钝性游离，找到输精管，钳夹并提起输精管，尽量贴近远端，使用超声刀离断输精管，沿输精管走行的方向钝性游离出精囊。

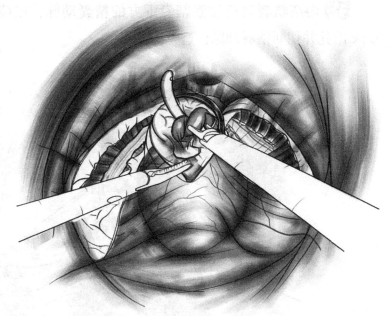

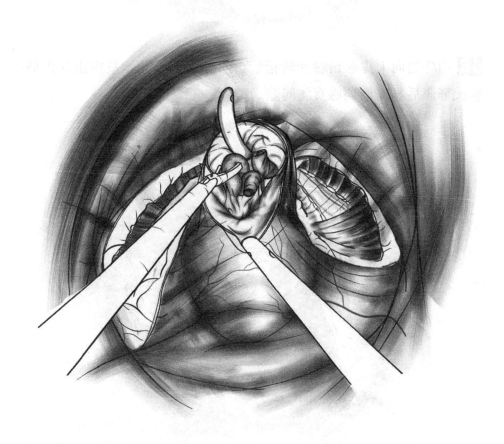

15 游离精囊时应注意精囊下方的精囊动脉，在精囊外下方用 Hem-o-Lock 结扎并切断精囊动脉，避免出血。

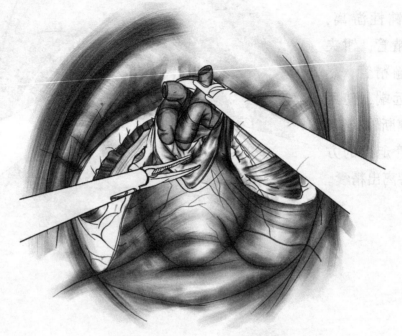

16 用弯钳向上提起精囊和输精管，向外上方牵拉，显露出狄氏筋膜，切开狄氏筋膜后显露前列腺直肠间隙。

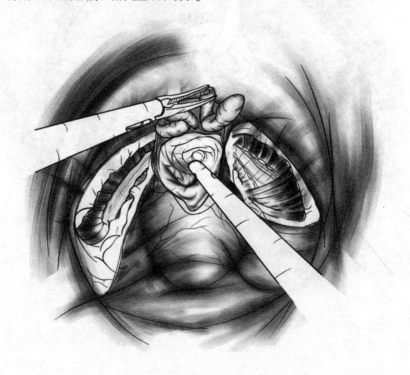

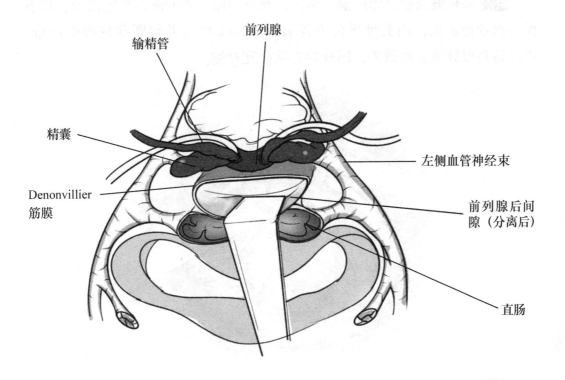

输精管

前列腺

精囊

左侧血管神经束

Denonvillier
筋膜

前列腺后间
隙（分离后）

直肠

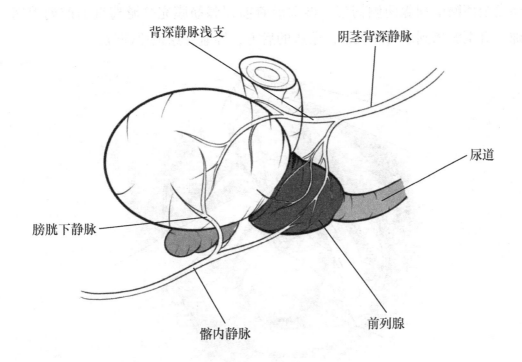

背深静脉浅支

阴茎背深静脉

尿道

膀胱下静脉

前列腺

髂内静脉

17 将精囊及前列腺向前方牵拉，充分暴露一侧的前列腺侧韧带，如不保留血管神经束，用能量平台或者 Hem-o-Lock 结扎并切断前列腺侧韧带，可以达到很好的止血效果，同样的方法处理对侧。

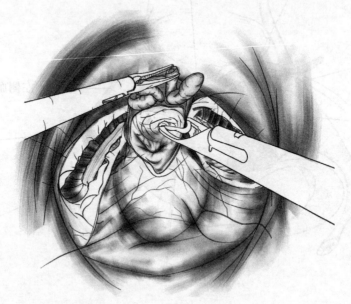

18 不断牵拉前列腺，充分显露直肠与前列腺间隙及双侧韧带，依次逐步完全离断前列腺两侧韧带，再次沿着前列腺筋膜充分游离直肠前列腺间隙，直至游离到前列腺尖部，尿道的后方，即耻骨尿道肌部位。

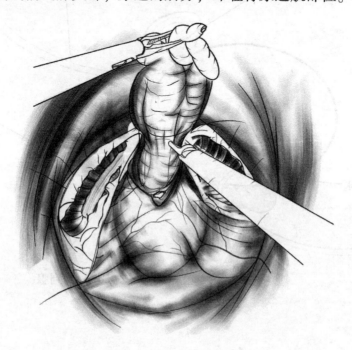

19 用超声刀离断背静脉复合体，小心不要切断之前缝合背静脉复合体的缝线，切断背静脉复合体后逐步向下游离，此过程中尿管需要始终位于尿道内起到支撑的作用。游离到尿道部位时，将尿管从尿道内撤出，可以观察到尿道塌陷进而可以判断尿道的准确位置，用剪刀锐性切开尿道前壁，进而显露出尿道侧壁和后壁，并进行离断。

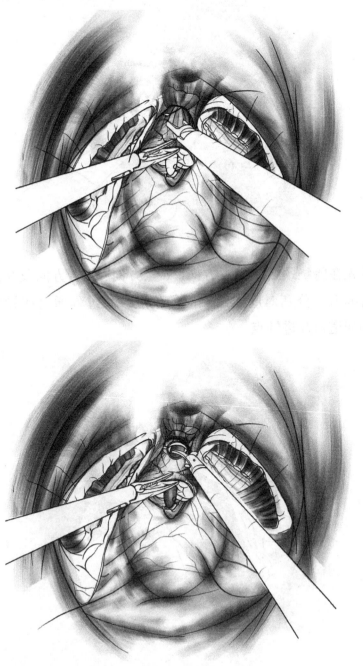

20 离断尿道后再次充分游离前列腺双侧韧带，注意避免损伤直肠，远端尿道要保留充分长，这样方便尿道的重建和术后尿控的恢复。接下来吻合膀胱颈和尿道，使用单线联合吻合法吻合，使用 3-0 可吸收线，长约 20m，末端打 3~4 个结。

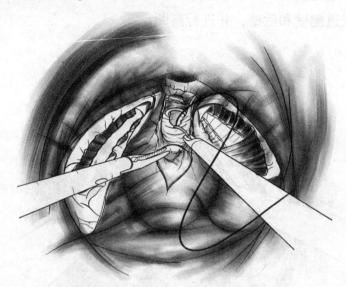

21 首先在膀胱颈后壁 5 点方向、6 点方向、7 点方向及 9 点方向处由外向内进行缝合，分别对应尿道相应的位点，此过程通过尿管的出入可以判断离断的尿道口及进针点。

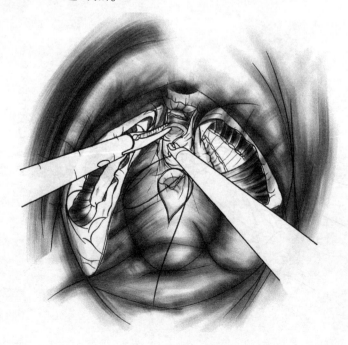

22 膀胱颈和尿道吻合大概 4 针后，拉紧缝线将尿道后壁的吻合线收紧，此时将导尿管插入膀胱内。

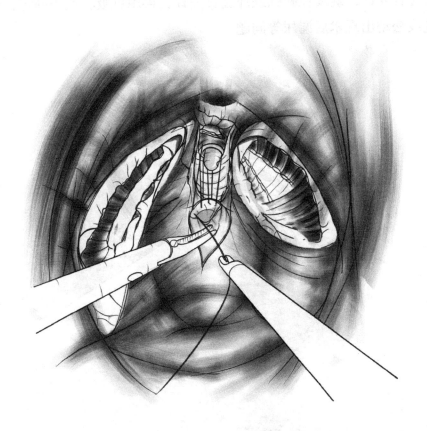

23 后壁修补后继续缝合尿道前壁，缝合膀胱颈 11 点、1 点、3 点及 5 点位置，并与对应的尿道方向进行吻合，收紧缝线，尿管气囊内注入水，前后共缝合 8 针，继续在膀胱颈部缝合一针，再用可吸收夹子固定，这样可避免缝线松动出现术后漏尿等问题。

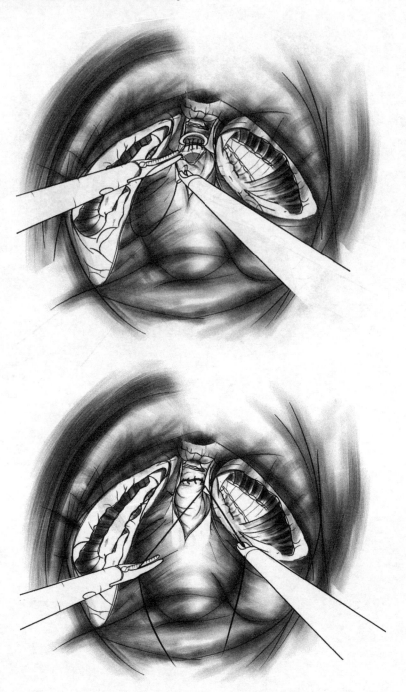

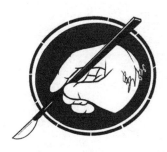

第8章　传统包皮环切术

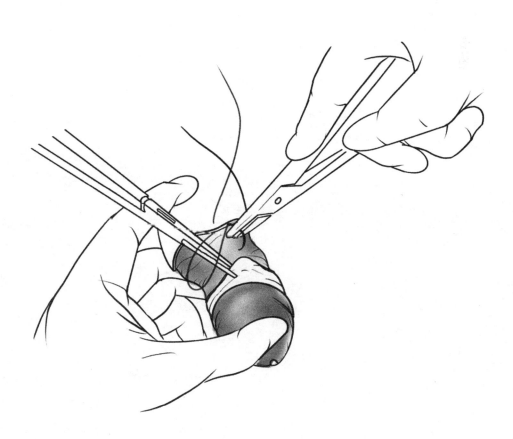

【详情】

包皮过长、包茎是男性常见的疾病，给男性身心健康带来极大的影响。一般来说包皮过长将会引起包皮阴茎头炎、阴茎发育不良及尿路感染等，严重者甚至会引起阴茎癌等。剪刀法包皮环切术用于包茎的手术治疗。包茎指包皮口狭窄、包皮不能退缩，阴茎头不能完全外露。包皮环切术是指将阴茎上面的多余包皮进行切除，使阴茎头外露出来，是治疗包茎、包皮过长及预防其并发症的有效治疗方法。包皮环切术方法甚多，最常用者为包皮内外板一次环切法，其次为内外板分别环切法。

【包皮分类法】

0 级：可完全自如伸缩，包皮完全显露在龟头下方且无狭窄环或容易外翻；

1 级：完全可收缩包皮，但在阴茎体部有狭窄环；

2 级：部分可伸缩性，可显露部分龟头；

3 级：部分可伸缩性，仅显露尿道口；

4 级：无伸缩性。

【适应证】

（1）包茎病儿因包皮囊口狭窄而妨碍排尿或反复感染者；

（2）成年人患包茎或患包皮过长反复感染者；

【禁忌证】

（1）活动性生殖器感染者，如包皮龟头炎、泌尿系感染等。

（2）阴茎发育异常者，如尿道下裂、隐匿性阴茎等。

（3）严重的凝血功能障碍者。

【手术步骤】

1 对手术区进行消毒，用弯钳钳夹包皮两侧，对于有包皮口狭窄及包皮与龟头粘连者，可用钳子扩大包皮口及分离粘连，直至阴茎头与包皮完全分开，检查有无尿道下裂，再次用消毒液清洁包皮囊及阴茎头。

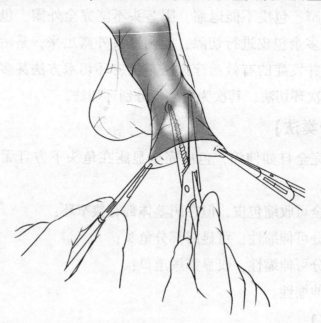

2 确认完阴茎背侧包皮距离冠状沟的位置后，用剪刀从包皮背侧中间切开包皮内外板。

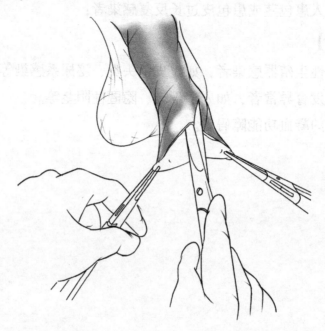

3 包皮背侧切缘应距离冠状沟大约 0.5cm，将包皮翻开再次确认切割的距离。

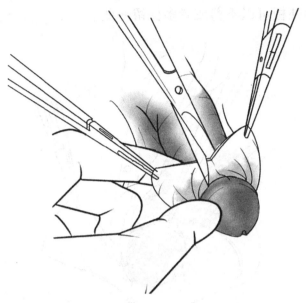

4 在包皮背侧和腹侧分别用弯钳对抗提拉，在切割的包皮处会形成"O"形环。

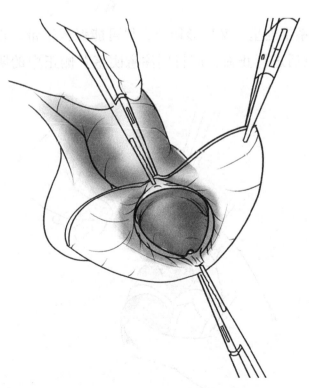

5 用剪刀沿着"O"形环切除多余的包皮，在此过程中用第三把弯钳提拉切除的包皮，形成一定的张力，利于切割。同样的方法处理另一侧，包皮系带处的内外板可以不剪或者多保留一些。

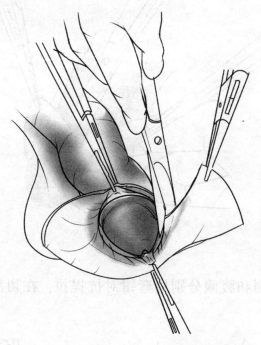

6 必要时系带处呈"V"形切开，尽可能保留系带。将阴茎皮肤向上推，显露出血点后进行止血，应特别注意阴茎背侧正中的阴茎浅静脉，必要时可以结扎。

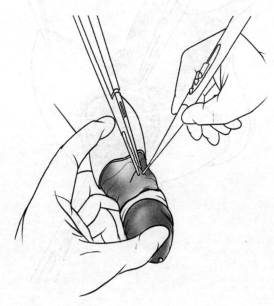

7 可间断缝合包皮的内外板。

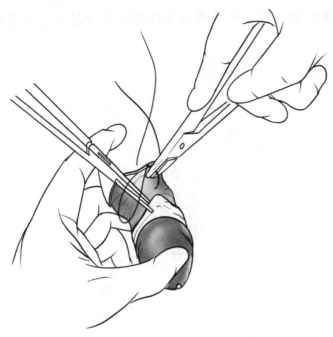

8 也可在12点、3点、6点及9点部位分别缝合包皮的内外板各一针，用蚊式钳夹住丝线，将包皮创缘对称牵拉开来，以便后期缝合。

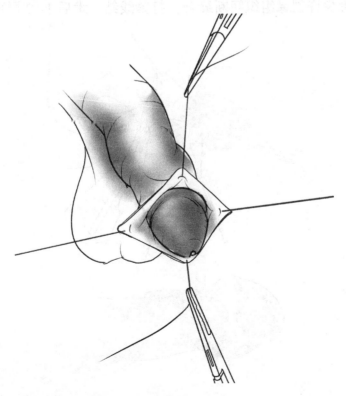

9 提起相邻两根缝线，使得包皮内外板牵拉，在此间隔缝合 3-4 针，系带 "V" 形处多加 2 针，在系带处采用褥式缝合时注意少穿皮肤，多带皮下组织。

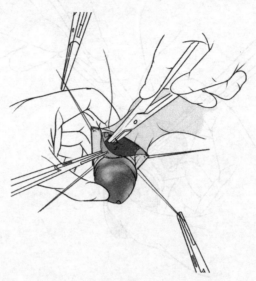

10 同样的方法间断缝合各个象限的包皮内外板，同时多带皮下组织，防止术后出血及血肿的发生。用 5-0 的可吸收线缝合皮肤可避免术后拆线，也可用丝线带少许创缘组织间断缝合，打紧线结，术后 1~2 周可自行脱落。

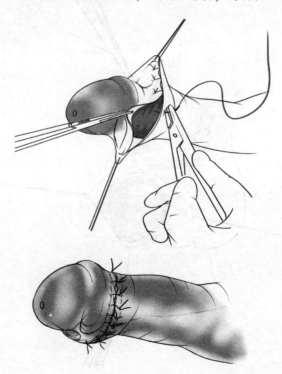

11 袖套式包皮环切术不损伤阴茎皮下浅层血管及淋巴管网结构，可保留完整的肉膜。将包皮复位后，用食指和拇指固定住，自冠状沟 0.5~1cm 做一环形切口，仅切开皮肤。

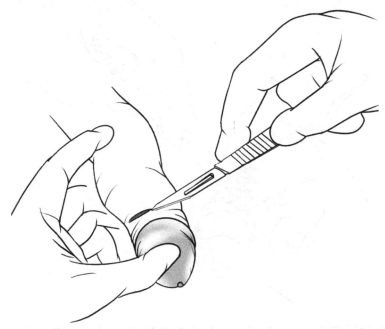

12 然后将包皮翻开，用食指和拇指固定住，自冠状沟 0.5~1cm 做一环形切口，仅切开皮肤。

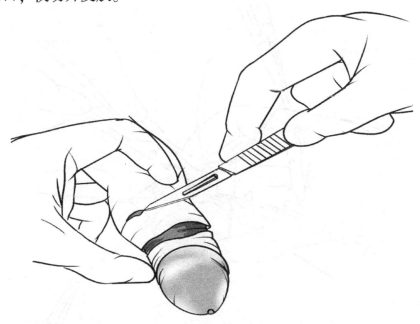

13 在两个环形切口之间，于阴茎背侧行一纵行切口，用弯钳进行分离并提起切开的皮肤，从 Back 筋膜上游离皮肤，最后用电刀进行充分止血。

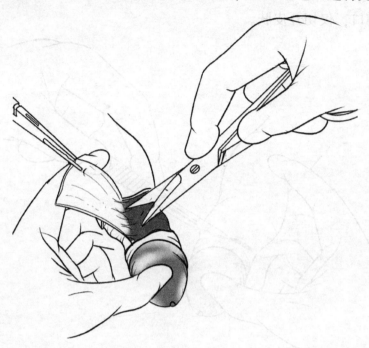

14 用丝线在 12 点、3 点、6 点及 9 点各缝一针，将环形缝合区域分割成 4 个等区，在每个分区缝合 2~3 针，系带处做 "V" 形缝合。

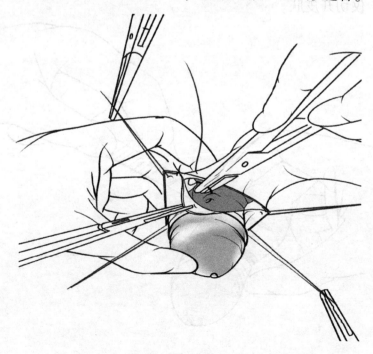

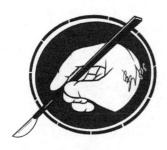

第9章 包皮吻合器环切术

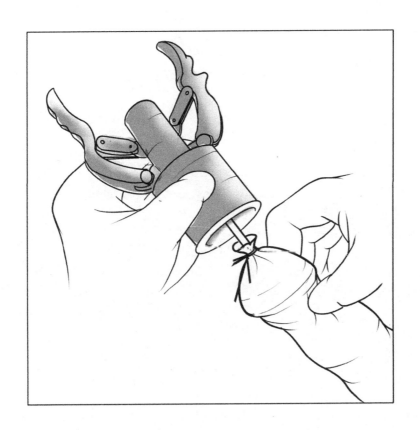

第9章

第9章　电线网合器未同不

【详情】

包皮环切器根据夹闭方式不同，可以分为线性夹闭环切器和环形夹闭环切器；根据材质不同，可以分为金属环切器和塑料环切器；根据拆除时间不同，可分为即拆式环切器、延时拆除环切器和不需要拆除环切器，根据适用年龄，可分为婴幼儿包皮环切器、儿童包皮环切器及成人包皮环切器等。

【适应证】

（1）儿童反复感染者。

（2）成年人患包茎或患包皮过长反复感染者。

【禁忌证】

（1）活动性生殖器感染者，如包皮龟头炎、泌尿系感染等。

（2）阴茎发育异常者，如尿道下裂、隐匿性阴茎等。

（3）包皮厚度异常者，过厚或纤维化严重的组织不适合吻合器操作等。

（4）严重的凝血功能障碍者。

【手术步骤】

1 选择合适吻合器型号，局麻成功，血管钳在包皮内外板交界处钳夹背侧包皮及系带两侧，提起钟罩置入内板阴茎头上。

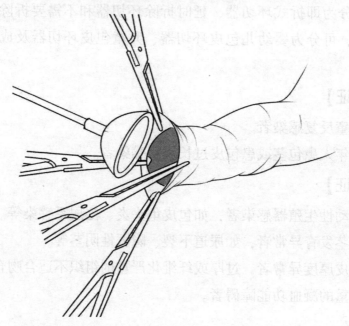

2 确认内板残留长度合适（1~2cm），用尼龙绳结扎包皮，把包皮口固定在拉杆上，沿系带方向倾斜45°旋入吻合器。

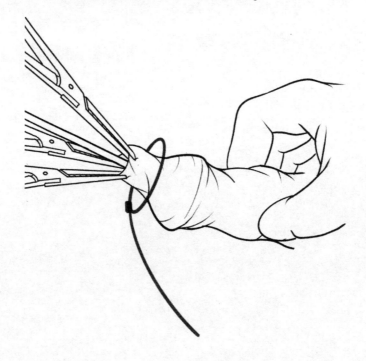

3 另一种方法（两针法）在放置吻合器前，需确定切割长度，一般确保切割处距离冠状沟 0.5~1cm 左右，我们实践出的两针法包皮环切术是用线固定和标记切割位置。

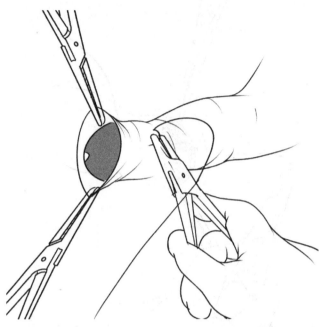

4 第一针从包皮背侧 12 点位置进针，进针点距离冠状沟距离 2~3cm，出针后再从 6 点位置包皮腹侧内侧进针，包皮外侧出针。

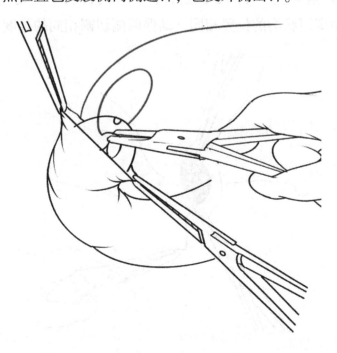

5 此针要严格把控进针距离和位置，尽量保留系带部位的长度，同时确保包皮背侧切割足够长。

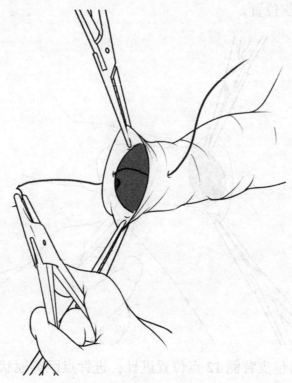

6 第二针是从包皮外侧 3 点进针，出针后再从 9 点处包皮内侧进针。两个进针点距离冠状沟的位置相同，确保两侧切割相同的长度。

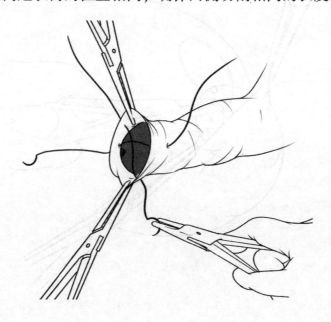

7 用蚊式钳将包皮外口撑开，通过线的缝隙将钟形龟头座放入包皮腔内，钟罩罩在龟头上。拉紧两根线，每根线的两端进行结扎，必要时可用第三根线或尼龙绳固定一圈进行加固。

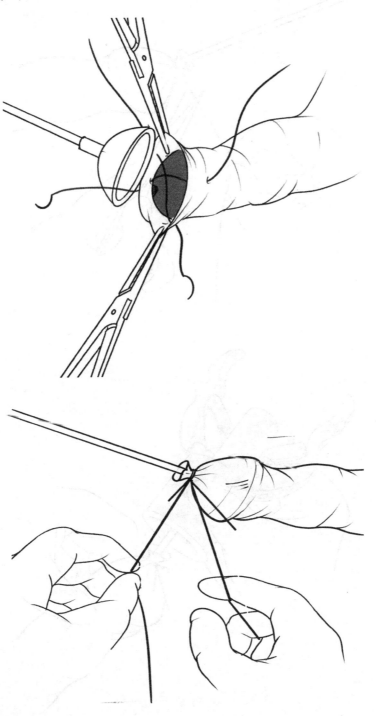

8 用剪刀剪断固定线或者尼龙绳，一只手固定钟形龟头座沿部位，另一只手套上包皮环切吻合器。

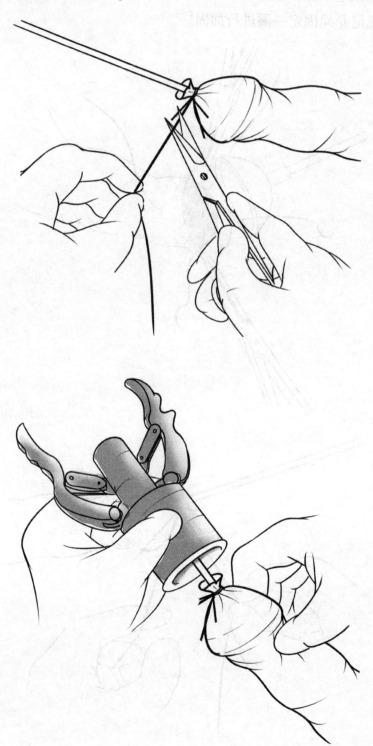

9 将吻合器完全固定在钟罩上，环形下拉阴茎体部，使得阴茎皮肤保持一定的张力，手把方向最好放在握持的方向上。

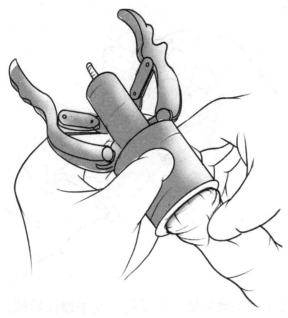

10 此时用左侧食指配合大拇指握持整个器械，右手将调节旋钮旋上，并收紧到拉杆尾端与螺旋平面相平或者稍微突出为止，不要突出太多防止按下手把时拉断钟形龟头座，调节螺旋开关的两翼时，要避开手把方向防止手把按下时冲突。

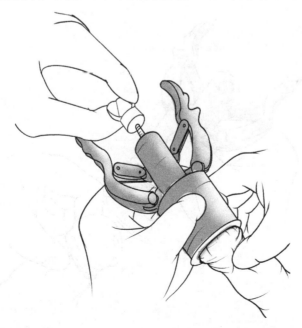

11 按压手把，尽量用双手按压，保持稳定。将手把按下时，可以感觉到有包皮被切割及缝合的感觉，保持几分钟后达到充分切割、缝合及止血的作用，松开手把。

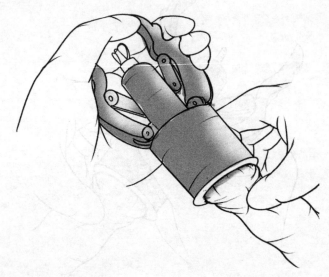

12 当手把松开时手动辅助打开手把，左手握住器械，右手反向旋开调节螺旋达5~10mm，将螺旋向前顶，使得切割部位松开，观察是否完全切断，如有少许未切断，可用剪刀修剪。旋转出钟罩，并立即用纱布对切口进行包扎，用手指平均分布进行压迫止血3~10min，松开后再观察情况，罕见的出血点进行缝合止血，最后覆盖碘伏纱布，最好用弹性绷带固定。

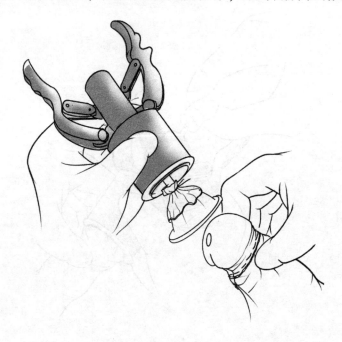

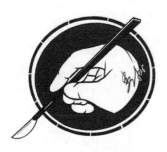

第 **10** 章　商环包皮环切术

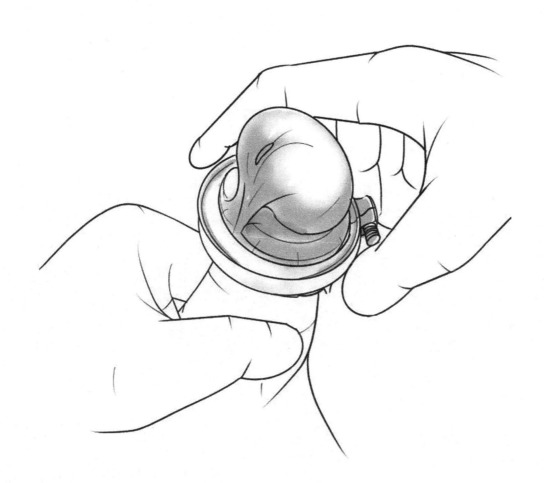

【详情】

传统的手术方式包括包皮背侧切开术、包皮环切术、包皮去除环包皮环切术等。商环是一种用于实施男性包皮环切术的医疗器械，以其发明人商建忠先生的姓氏命名，2006 年进入临床大规模应用，2008 年建立了成人中国商环包皮环切标准化手术方案，中国商环由两个部分构成：一个内环和一个外环。一条阴茎周径测量尺用于测定阴茎周径以便确定需要使用商环的尺码。商环包皮环切手术有外置法和内置法两种术式，外置法较早应用于临床，被称为标准式商环包皮环切术，后期为了满足临床需要。

【适应证】

（1）儿童反复感染者；

（2）成年人患包茎或患包皮过长反复感染者；

【型号选择】

通常以商环专用软尺测量阴茎冠状沟下阴茎体周径，从而选择对应型号，当周径介于两型号之间时，建议选择偏大型号的商环。对于部分患者，不同医生测量选择的商环存在 1~2 个型号的差异，不适合型号的商环可能会增加手术难度及并发症发生率。使用偏小型号的商环，可能导致晨勃后引发嵌顿、下环时操作不便并增加患者疼痛感，而使用偏大型号的商环不利于术中操作，且内板张力较高，容易引起术后水肿及内板滑脱。

【禁忌证】

（1）活动性生殖器感染者，如包皮龟头炎、泌尿系感染等。

（2）阴茎发育异常者，如尿道下裂、阴茎畸形等。

（3）包皮厚度异常者，过厚或纤维化严重的组织不适合商环吻合器操作等。

（4）严重的凝血功能障碍者。

【手术步骤】

1 用周径尺测量非勃起状态阴茎，选择正确型号的套扎器进行手术，套扎器型号要合适，若测量值在两种型号之间时则选择较小型号，型号过大会使包皮不能翻转至套环上或过度拉扯包皮。用碘伏进行手术部位消毒。

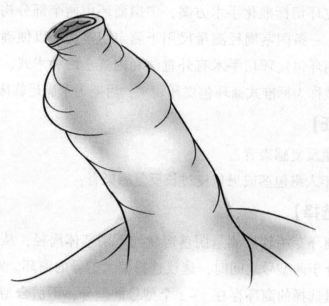

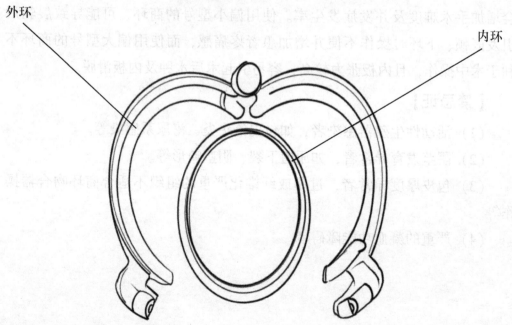

外环　　　　　　　　　　　　　　　　　　　　　　　　　　内环

2 包皮环切术一般采用局部浸润麻醉或海绵体麻醉，局部浸润麻醉选用 1%~2% 的利多卡因或者普鲁卡因，在阴茎根部浸润一圈或直接注射海绵体，须避免穿刺白膜引发皮下血肿。

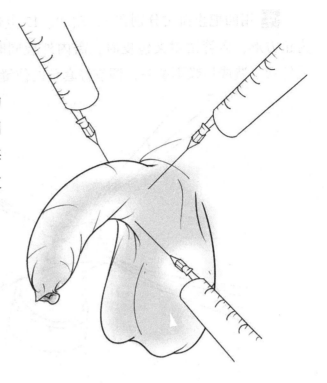

3 进行麻醉效果实验。确认患者无痛后，将套环套在阴茎体上，如果遇到包茎患者，手术时先在包皮背侧 12 点处剪开少许翻出龟头，分离粘连，清理包皮垢。

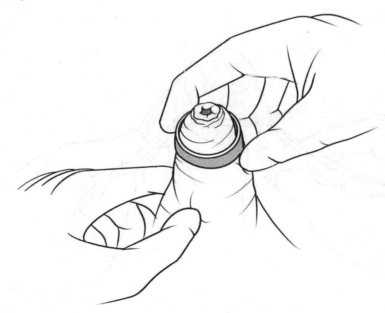

4 用四把止血钳分别在 3、6、9、12 点包皮内外板钳住包皮，使之成为正方形，血管钳钳夹包皮时，需内外板同时钳夹，防止只钳夹内板、遗漏外板，造成切缘不整齐，调节好套环的位置，将包皮翻转至套环上。

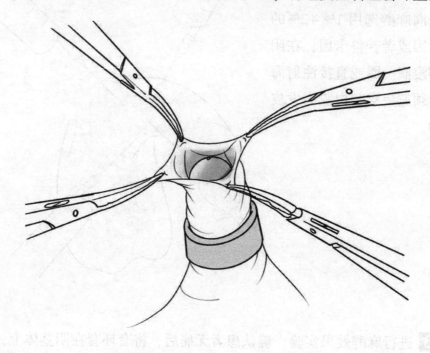

5 若包皮存在狭窄环外翻困难，可于 12 点位剪开包皮狭窄环并用蚊式钳固定切口后外翻。调整内环位置至冠状沟，保留包皮内板 0.8~1.0cm，调整均匀。

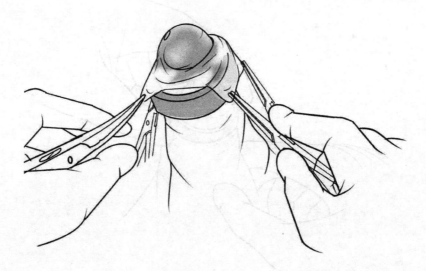

6 将包皮翻转至套环上，使内外板均匀受力，勿过度牵拉，注意保持冠状沟与套环边缘等距，系带留有 8~10mm。

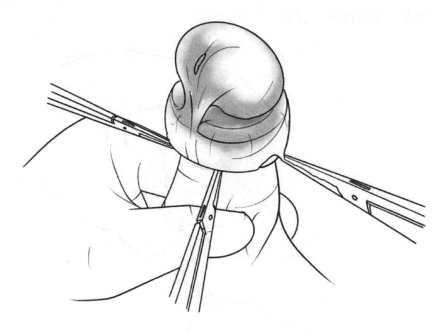

7 左手固定阴茎及内环，使阴茎头自然伸展，右手持张开的外环轻压到系带下方的内板上，保留足够长度的系带，合上外环并上扣。

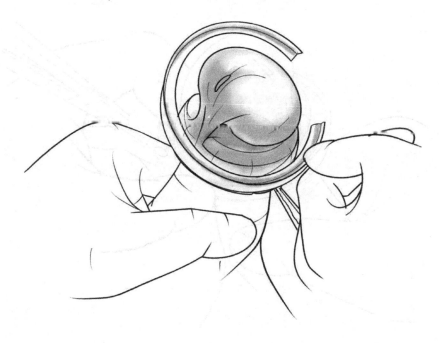

8 拧上螺丝。拧紧螺丝前再次检查包皮内外板是否均衡受力、无皱，冠状沟与套环边缘是否等距；系带是否留有 8~10mm；夹紧环端部是否正确对位。确认无误后再拧紧螺丝。

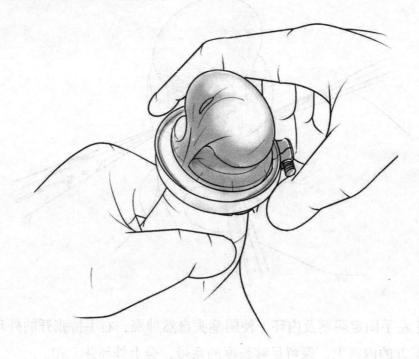

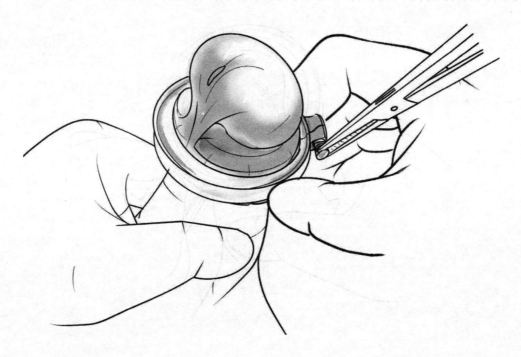

9 沿套环边缘剪去多余包皮，剪切包皮时应残留 2~3mm 包皮，然后再在残留的包皮上切出 5~8 个减张切口，以利于后期下环。

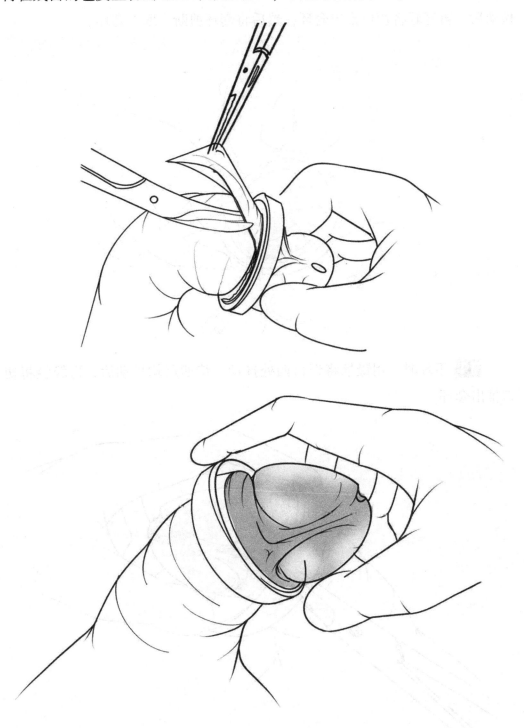

10 创面涂 0.5% 碘伏，不用包盖敷料，结束手术。6~7 天后拆掉螺丝，轻轻卸下夹紧环，用止血钳夹住套环，用镊柄将切口四处推动，待均松动后，再轻轻将切口推出套环，然后将套环剪断，取下套环。

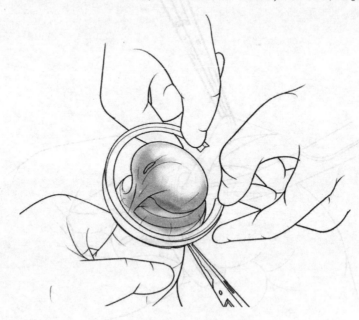

11 下环时，用镊柄将切口四处推动，待四周均松动后，再轻轻将切口推出套环。

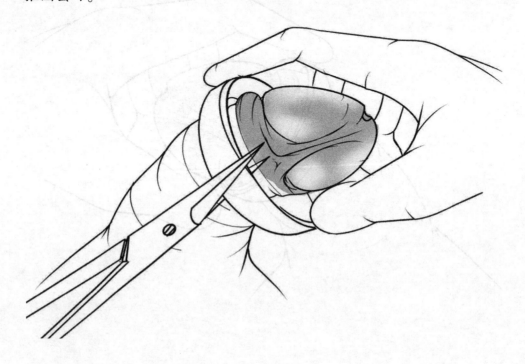

12 儿童术后包皮水肿以系带处较为明显，可用生理盐水或 3%硼酸溶液外敷，下环后一般 7 天左右可消失。

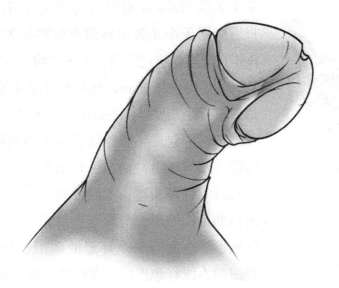

13 夜间应取下创可贴，以防夜间诱发勃起，拉伤创口；白天更换新的创可贴，防止伤口摩擦疼痛，7 天后，创口愈合，痂皮自行脱落。

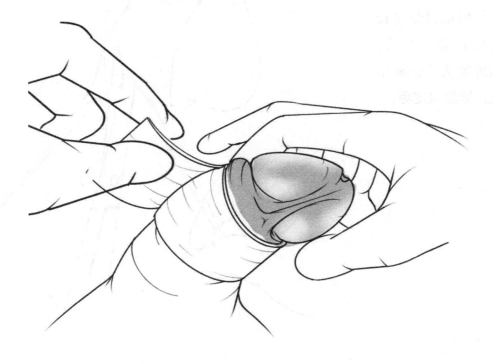

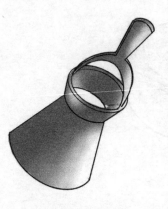

14 塑料钟包皮环切器（Plastic Bell）于 1950
年由美国 Hollister 有限公司首先发明，1953 年临床
报道应用于小儿包皮环切有较好效果。现在 Plastic
Bell 在全世界应用广泛，美国大约有 60% 的婴幼儿包
皮环切术是使用 Plastic Bell 得以完成的。Plastic Bell
目前仅有小儿型号，不适用于成人割包皮手术。

　　塑料钟包皮环切器仅有一个塑料部件和一根弹
力绳。塑料钟由钟柄、钟环组成。钟柄通过两个纤
细的脚与钟环相连，术后钟柄可从这里折断。钟环
内侧面为圆锥形，与阴茎头部相贴，环的外侧面为
沙漏形，中间有一个环形的凹槽与包皮内板相贴，
可用弹力线将包皮固定在凹槽中避免滑脱。

15 如果遇到
包茎患者，手术时
先在包皮背侧（12
点处）剪开少许，
翻出龟头，分离粘
连，清除包皮垢。

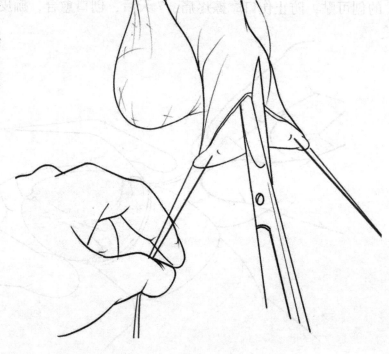

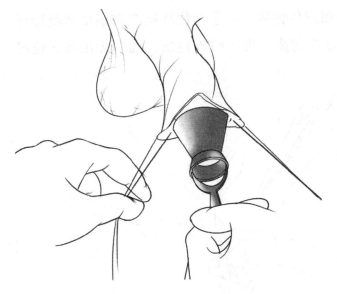

16 包皮下翻后，使用合适的塑料钟环放置在阴茎头上。使用蚊式钳夹住包皮 3 点、9 点缝线部位并向上提起，回翻包皮，使其包绕钟环，将钟环放置在包皮内板和阴茎头之间。

17 用蚊式钳调整钟柄，使钟环与阴茎之间成约 15° 后倾角，暴露尿道外口。将缝线打一个活结松弛地套在阴茎上，为下一步做好准备。使包皮外板上标记线与塑料钟环凹槽对齐，使用丝线在钟环凹槽处结扎包皮，并打外科结。再次检查尿道外口是否完全暴露、包皮是否左右对称、背侧切开处包皮内板是否完全被结扎。

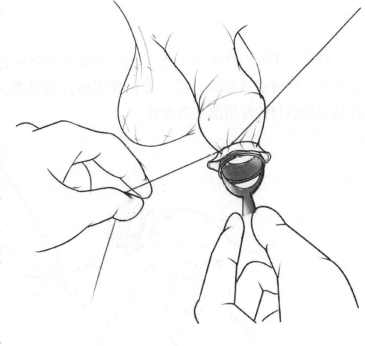

18 检查无误后可一手固定住钟环，一手握住环柄左右摇动掰断钟环柄，用剪刀沿钟环上缘剪除多余包皮。再次检查包皮，确保无出血，包皮准确被结扎。

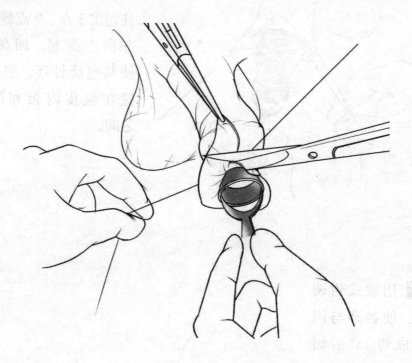

注意：①若不剪除多余包皮，远端包皮坏死后会堵塞尿道外口造成排尿困难，同时增进感染风险。②包皮不可剪除过多，特别是包皮内板，剪除的长短以与钟环顶部平行为宜。

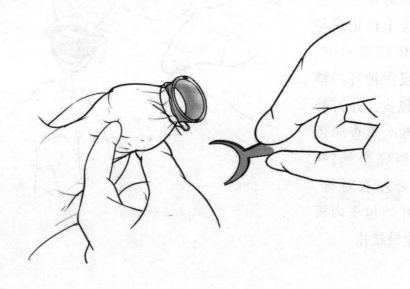

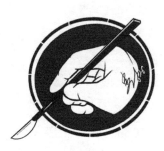

第11章　阴茎部分切除术

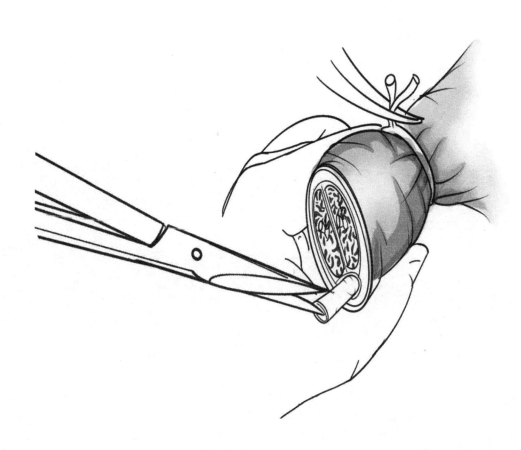

第二章 미조류와 미래식木

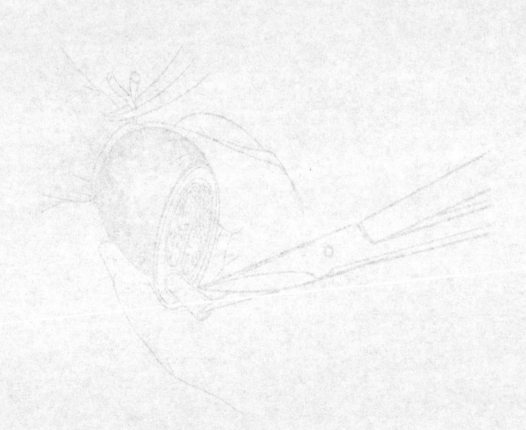

【详情】

阴茎癌曾是泌尿外科最常见的恶性肿瘤，随着生活水平的提高及医疗技术的发展，现发病率已大为减少。阴茎癌的病因尚不明确，其发病与人乳头状瘤病毒（HPV）密切相关，约半数的阴茎鳞状细胞癌（SCC）与HPV 感染有关。随着人们生活水平的提高及全民卫生意识的加强，诱发阴茎癌原因较前发生明显改变，多与不洁性生活感染人乳头状瘤病毒有关，早期易形成尖锐湿疣，后期常局部发生癌变。此类阴茎癌多呈局限性，为早期病变，发病年龄相对年轻。

阴茎癌的手术治疗包括保留阴茎、阴茎部分切除及阴茎全切术。分化差的 T1、T2 期肿瘤，推荐使用阴茎部分切除术。传统观点认为，需要 2cm 的阴性手术切缘才能使癌症得到充分的控制并且使复发风险降至最低。而 Agrawal 和 Minhas 不赞同这一理论，理由是 1cm 范围内边缘的复发率与大于 2cm 的相似。现 G1-2 级病变的边缘为 1cm，G3 级病变的边缘为 1.5cm 这一观点正被大家所接受。这可以更好地保存海绵体和阴茎的长度，使得患者的生活质量得到更好的改善。

【适应证】

早期阴茎癌（T1 期或 Jackson I 期），肿瘤局限于阴茎头或冠状沟，而阴茎海绵体和尿道尚未被侵犯者。

【禁忌证】

（1）局部肿瘤范围过大，侵及阴茎根部或其他重要结构，无法保留功能性残端者。

（2）存在广泛淋巴结或远处器官转移，局部切除不能改善预后者。

（3）严重心肺疾病或其他基础病无法手术者。

（4）局部感染应在感染控制后再考虑手术者。

【手术步骤】

1 先对手术视野消毒，之后用阴茎套或者剪个医用手套的手指套在阴茎头部，覆盖肿瘤，并用丝线与近端结扎防止感染手术视野。

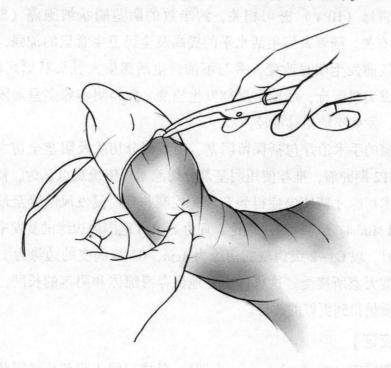

2 重新消毒手术野，用橡皮止血带或橡皮筋环扎阴茎根部，阻断阴茎血液循环，减少术中出血。

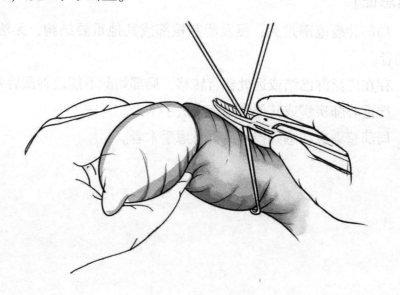

3 距离肿瘤 2cm 处环形切开皮肤，并环切阴茎，深至阴茎筋膜。

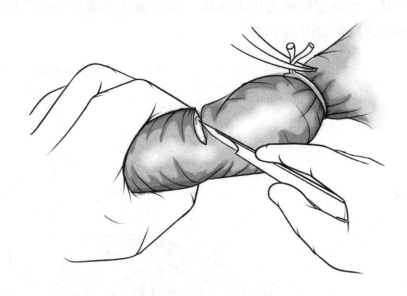

4 切断阴茎海绵体，保留与尿道相邻的阴茎白膜，同时保留尿道海绵体。在此过程中充分游离阴茎背深静脉、阴茎背深动脉，分别、分束结扎。

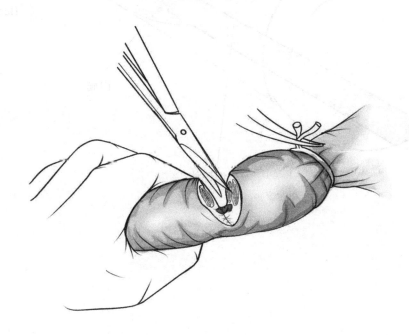

5 阴茎的层次由浅到深为皮肤、Colles 筋膜、Buck 筋膜、白膜、尿道和阴茎海绵体。阴茎包绕所有的海绵体，而白膜只包绕每个海绵体，并在两阴茎海绵体之间形成阴茎中隔。

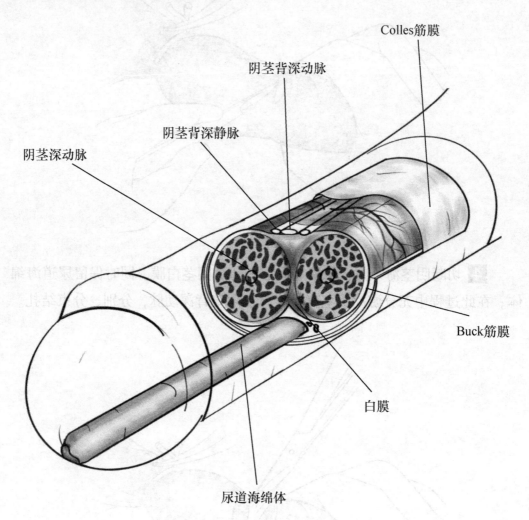

6 充分游离尿道海绵体至少 1cm，然后横断尿道海绵体以便后期的尿道成型，背侧切开尿道海绵体，用蒸馏水清洗阴茎创面。

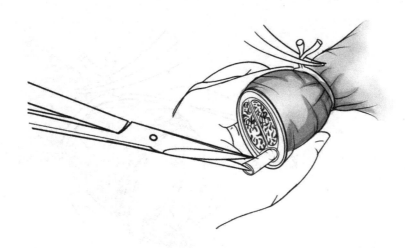

7 用 4 号线间断缝合阴茎海绵体，缝线间断穿过中隔及白膜。

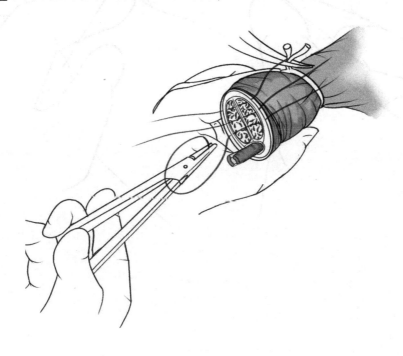

8 术中将阴茎海绵体白膜留置一部分在尿道海绵体的背侧，可增加尿道海绵体末端的血供。放松止血带，妥善止血，留置 18F 的导尿管。

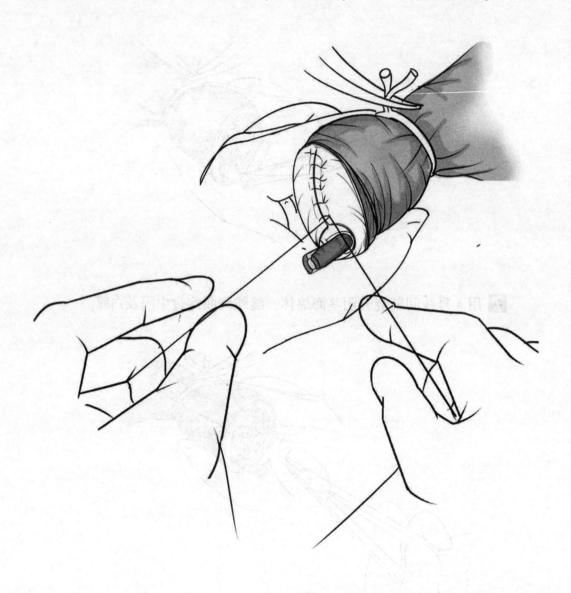

9 将皮肤创缘纵行缝合，将切开的尿道黏膜外翻与两侧的皮肤缝合，形成稍向外突出的尿道外口。

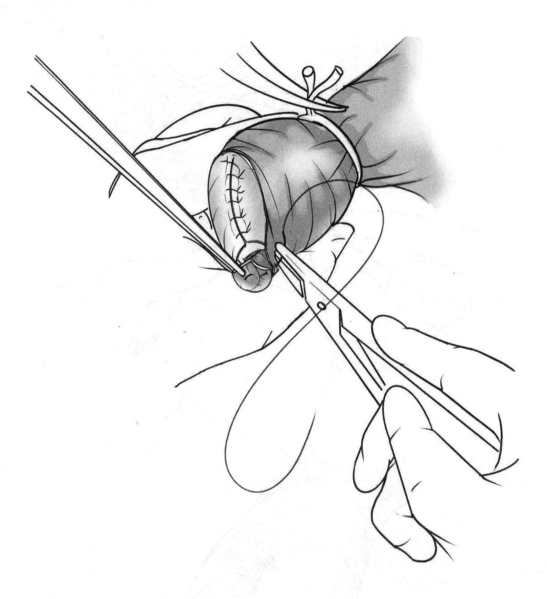

10 将剩余的皮肤在背侧缝合，仔细缝合 V 形尿道口的尖部，用纱布及弹性胶布包扎伤口。

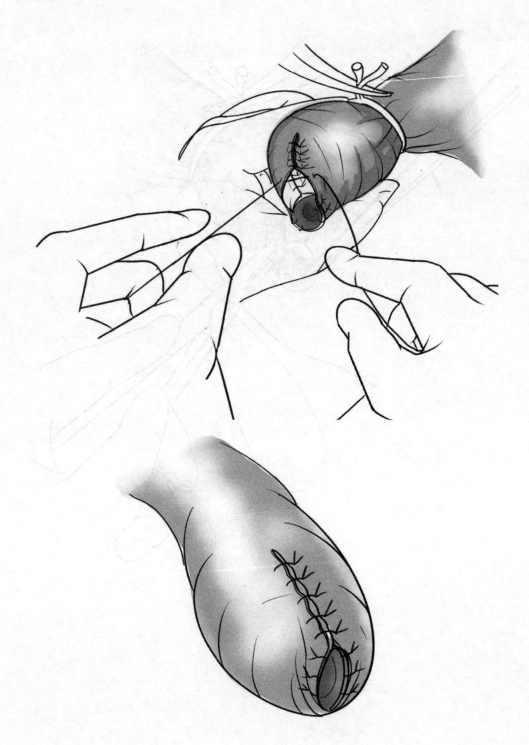

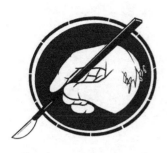

第12章 隐匿阴茎矫形术

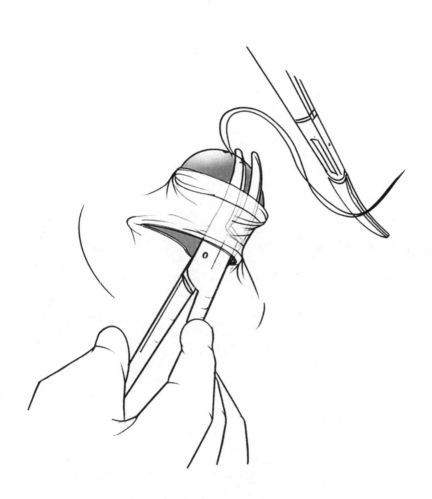

【详情】

隐匿阴茎是指阴茎体发育正常，但阴茎皮肤由于各种原因未能正常附着于阴茎体，使阴茎隐匿于皮下，导致阴茎显露不良的一种阴茎畸形。表现为阴茎外观短小，给患者带来心理和生理上的伤害。由于隐匿阴茎命名、分型尚未统一，因此该疾病的治疗欠规范。目前国内外多数学者认为隐匿阴茎包括先天性隐匿阴茎（congenital concealed penis）、瘢痕束缚阴茎（trapped penis）、埋藏阴茎（buried penis）、蹼状阴茎（webbed penis）等。瘢痕束缚阴茎是指不恰当的包皮环切术后或反复包皮炎导致包皮口瘢痕限制了阴茎显露；埋藏阴茎是指患儿存在严重的肥胖，阴茎体埋藏于耻骨前脂肪内，属后天因素所致；蹼状阴茎是指阴茎腹侧皮肤与阴囊蹼状相连的畸形。瘢痕束缚阴茎、肥胖引起的埋藏阴茎和蹼状阴茎的治疗理念国内外已达成共识。

70 年代以前普遍认为本病主要是包皮口狭窄、阴茎头不能外露、阴茎隐匿于皮下所致，故手术主要是切开狭窄环，阴茎腹侧皮肤转移到背侧。80 年代以后逐渐认识到本病是由于胚胎发育期正常延伸至生殖结节的尿生殖窦远端发育不全所致，故将术式改为阴茎固定术及 Shiraki 术。Shiraki 法能较好地修复隐匿阴茎包皮外板不足，但没有完全切断牵拉阴茎皮肤浅筋膜层纤维索带组织，阴茎伸直不理想，仅适用于轻型的隐匿阴茎。90 年代初期认识到本病的病理改变主要是由于正常有弹性结构的肉膜发育异常，成为结缔组织，从而限制了阴茎体的外露。故手术的主要目的是切除其发育不良的肉膜，使阴茎体外露同时行阴茎体固定及包皮整复，即 Devine 术，手术效果较前满意。而 Brisson 法是在阴茎腹侧做纵向切口达阴囊部，阴茎皮肤完全脱套，阴茎在体表充分显露，修剪多余的包皮内板，包皮系带成形，重建阴茎、阴囊角，利用阴茎腹侧阴茎、阴囊交界处多余的皮肤覆盖创面，不作阴茎体固定，但其操作较复杂，损伤较大。目前，逐渐认识到隐匿阴茎主要病理改变是阴茎筋膜和阴茎皮肤的发育异常，手术基本原则是解除异常筋膜附着关系，重建阴茎耻骨角和阴茎阴囊角，使阴茎最大程度地显露。

【适应证】

目前较为公认的手术指征为：

（1）包皮外口严重狭窄，经保守治疗无效者；

（2）除小阴茎和肥胖者外，阴茎外观短小，阴茎体发育正常者；

（3）影响患者排尿，排尿时把持阴茎困难，包皮不能上翻影响阴茎头的清洁，导致反复泌尿系统感染者；

（4）阴茎体部皮肤严重缺失，阴茎外观严重短小，对患者及家属造成心理障碍者。

【禁忌证】

（1）特发性小阴茎者。

（2）肥胖儿童阴茎体部分埋藏于耻骨前脂肪堆者。

（3）由鞘膜积液或腹股沟斜疝等引起的继发性隐匿阴茎者。

【手术步骤】

1 隐匿阴茎是一种先天性外生殖器畸形，指原本正常的阴茎被埋藏于皮下，包皮口与阴茎根距离短。

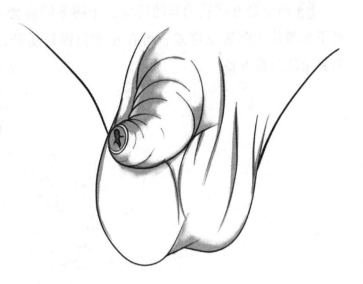

2 阴茎阴囊角成形的目的是构建阴茎根部柱状外观，使其成直角外观，同时在阴茎根部腹侧的固定可以有效地防止阴茎体回缩。根据阴茎皮肤缺乏长度及阴囊具体情况决定手术切口。

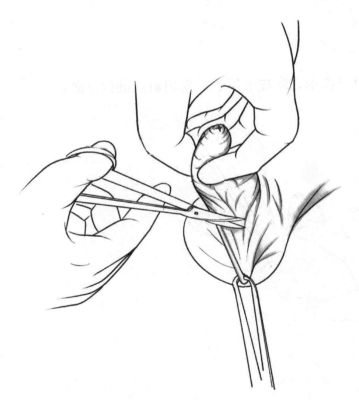

3 对于合并蹼状阴茎的情况，于阴茎阴囊交界处行楔形皮肤切除，而对于无蹼状或阴囊发育差者可在正中行纵行切开，为后期阴茎脱套及阴茎阴囊角的成形准备。

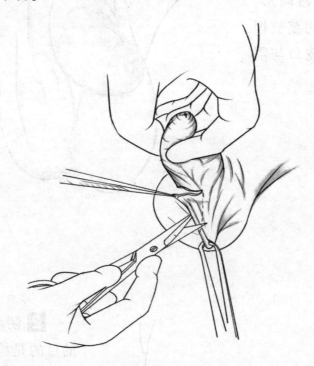

4 在阴茎阴囊交界处行楔形切除皮下组织，对出血点进行止血。

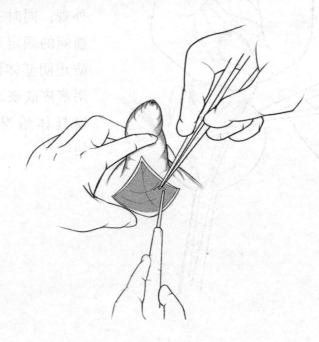

5 包皮口狭窄环是内板和外板的分界线，隐匿阴茎患者狭窄环距离阴茎根部近，形成内板多、外板少的不对称状态。

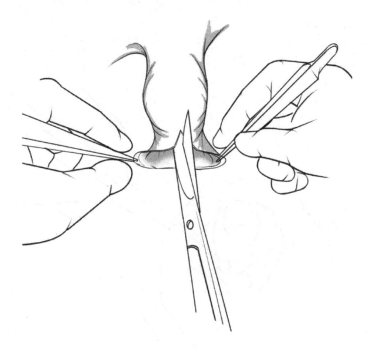

6 隐匿阴茎矫形时必须消除狭窄环，包括纵向切开和完整切除两种方式。

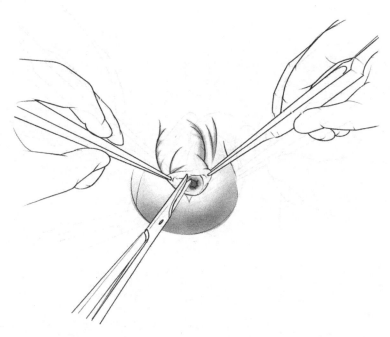

7 用力翻转包皮，显露紧箍的包皮外口，将其纵行切开，直至阴茎头完全外露。扩大包皮口，分离内板与龟头的粘连，充分显露阴茎头和冠状沟。

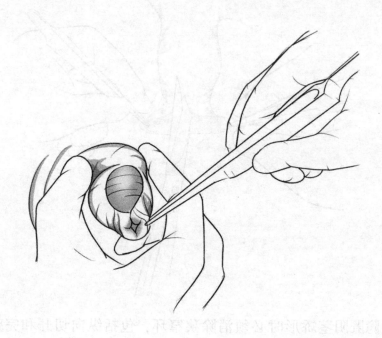

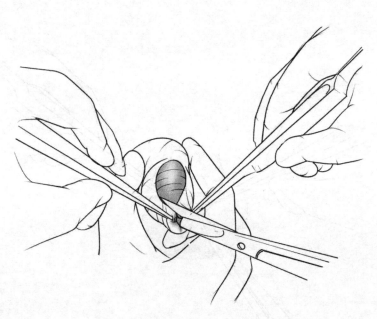

8 分离内板与龟头的
粘连，充分显露阴茎头和
冠状沟，1 号丝线缝合阴茎
头，一针做牵引。

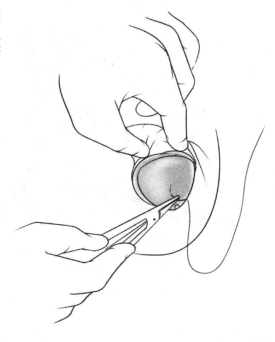

9 包皮翻转后，此
切口几乎变成一横形切
口，继续扩大此切口，
显露增厚的肉膜及纤维
索条。

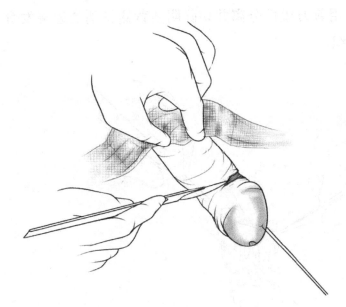

10 横行牵开原背侧纵行切口，并横向延长该切口，将剩余皮肤环形切开。

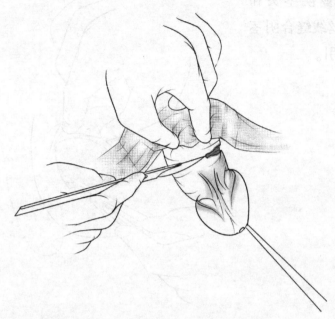

11 距冠状沟约0.5cm 环形切开包皮内板，深度达 BUCK 筋膜。用两把蚊式钳提起切开的包皮，用剪刀锐性分离并切除阴茎背侧特别是远端发育不良的肉膜及纤维索条组织。

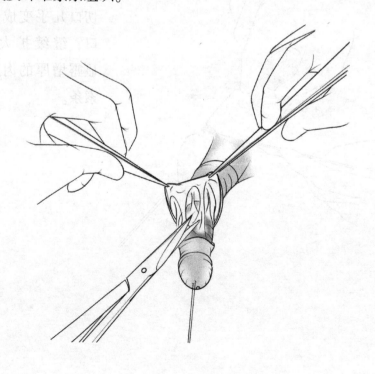

12 隐匿阴茎病理解剖学改变主要为阴茎浅筋膜组织中纤维索条的形成和筋膜纤维脂肪变性，使筋膜组织僵硬，缺乏弹性，进而固缩阴茎体。因此需继续充分游离并横断腹侧肉膜层。

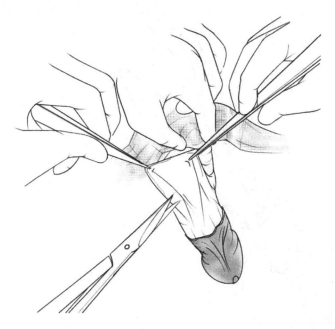

13 切除肉膜层中的纤维索条组织，直达阴茎根部，使阴茎完全松解并充分伸直，若阴茎脂肪垫肥厚，亦可将其切除。

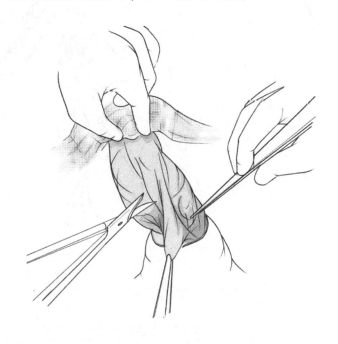

14 沿 Buck 筋膜将包皮及阴茎皮肤脱套至阴茎根部，脱套过程中，边脱套边切除粘连的纤维索及无弹性的肉膜，使阴茎皮肤及包皮能无张力脱套至阴茎根部。切至阴茎阴囊交界处行楔形切口。

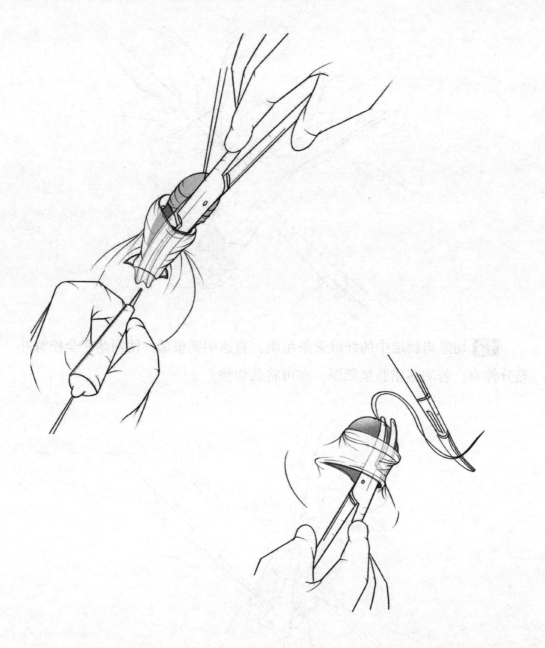

15 用弯钳牵拉牵引线，通过阴茎阴囊交界处行楔形切口，将脱套的阴茎脱出。

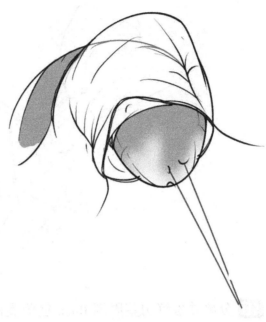

16 充分牵拉阴茎套，将牵引线向对侧牵拉，这样可以充分暴露阴茎根部的纤维索条及无弹性的肉膜组织。

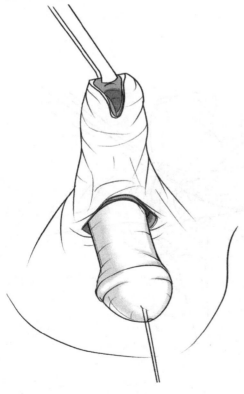

17 一只手向一侧牵拉阴茎，充分显露隐藏的阴茎体根部，继续用剪刀锐性分离纤维索条及无弹性的肉膜组织。

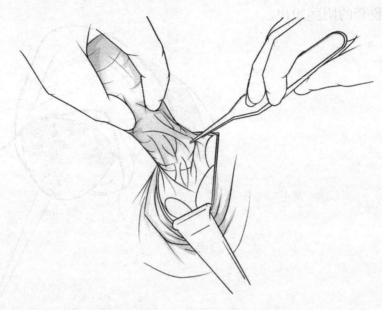

18 分离并松解阴茎周围 Buck 筋膜表面的异常索条至阴茎基底部，彻底延长阴茎体。

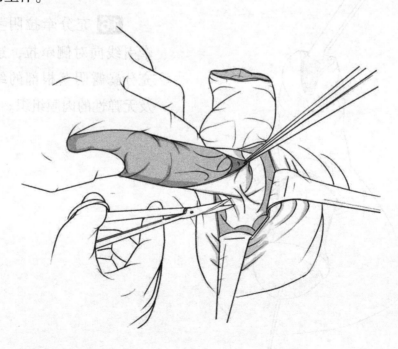

19 背侧阴茎悬韧带如附着阴茎体靠前明显则部分切开；肥胖儿耻骨前脂肪层较厚，耻骨前取纵行小切口予以清除。

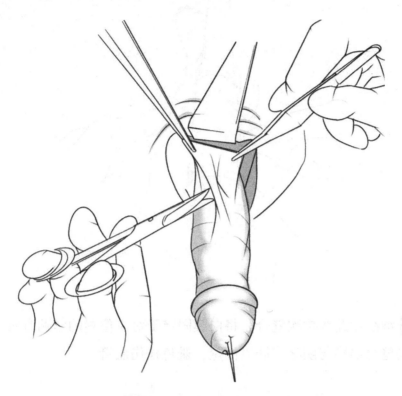

20 向外牵引阴茎体，于阴茎体背侧 10 点处用 1 号丝线分别缝合 1 针。

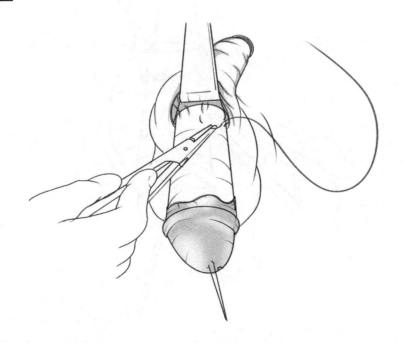

21 用拉钩将阴茎体周围皮下组织拉开，将此线结打在阴茎白膜上。

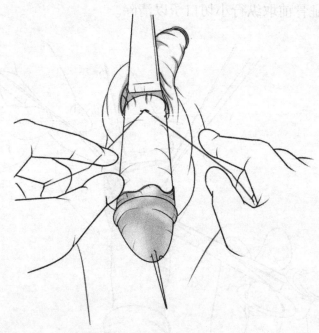

22 继续用此线再次缝合，将白膜固定于对应位置的紧贴耻骨前的筋膜上。纵向缝合白膜与阴茎皮肤以固定，避免损伤血管。

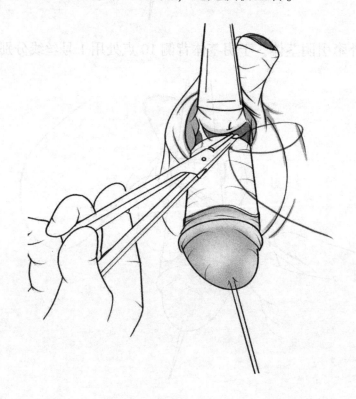

23 继续打结。用此方法于阴茎体背侧 2 点处用 1 号丝线缝合 1 针。再次将白膜固定于对应位置的紧贴耻骨前的筋膜上。

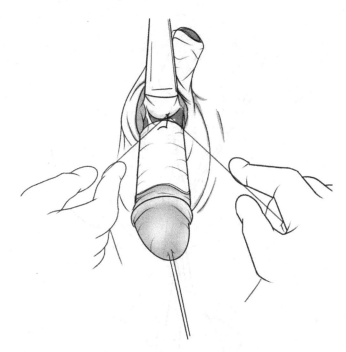

24 将阴茎体 5 点、7 点相对应的白膜缝合固定于阴茎阴囊角上，注意避免损伤尿道。

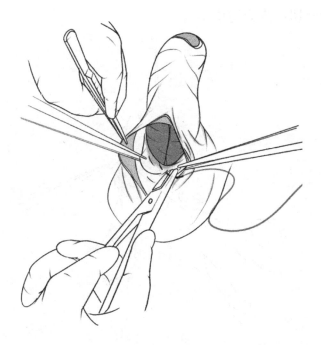

25 将阴茎还纳后，在阴茎根部将肉膜缝合于尿道海绵体表面 Buck 筋膜上，然后缝合皮肤成形阴茎阴囊角。注意阴茎根部肉膜及皮肤张力，松紧适宜。

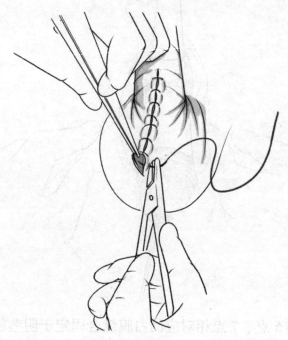

26 在保证阴茎体皮肤完全覆盖的基础上，修剪包皮，尽量少留脱套的包皮内板，缝合切口张力适中。

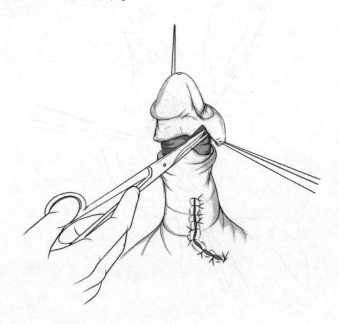

27 在包皮外板充足的情况下，可以切除狭窄环以及包皮内板，包皮内板尽量少留，成人保留在 5mm 以内，儿童在 3mm 以内，保证术后外观平整无臃肿。

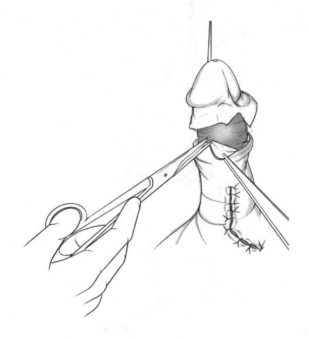

28 修剪并去除多余的包皮内板。

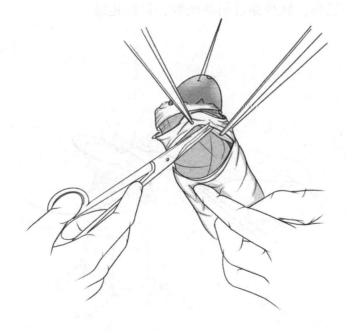

29 将阴茎皮肤的环形切口创缘对齐，间断缝合，缝线穿过阴茎筋膜，以防退缩。茎体脱套后阴茎皮肤整形覆盖应尽可能利用包皮外板。

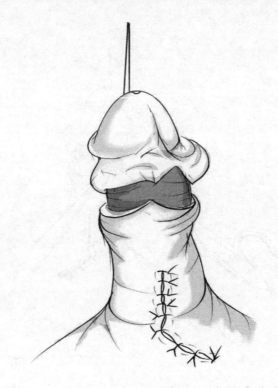

30 间断缝合，缝线穿过阴茎筋膜，以防退缩。

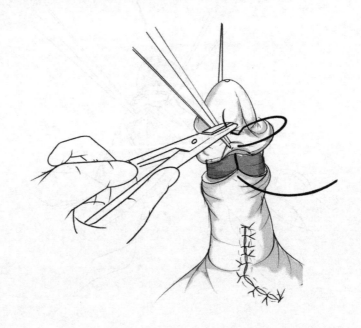

31 确保在无张力情况下用 5-0 可吸收线间断缝合包皮内外板切缘，术后给予抗感染等治疗，并观察阴茎头颜色变化，如出现阴茎头颜色变紫或局部有水泡形成，应及时用弹力绷带给予减压。术后 2~3d 更换 1 次外敷料，并继续加压包扎，术后 5~7d 完全去除阴茎包扎纱布。

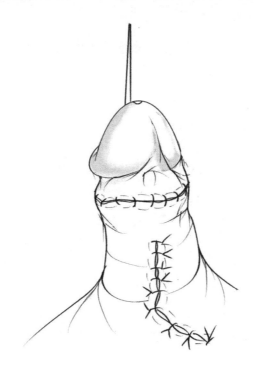

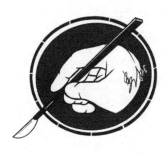

第13章 睾丸根治性切除术

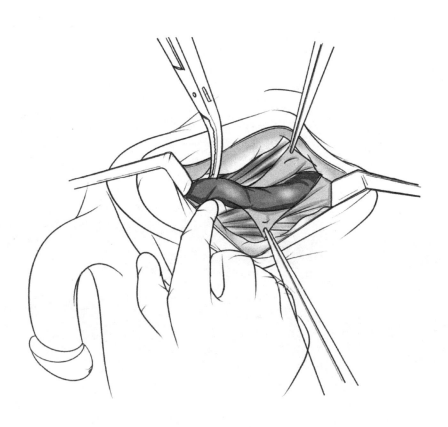

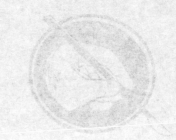

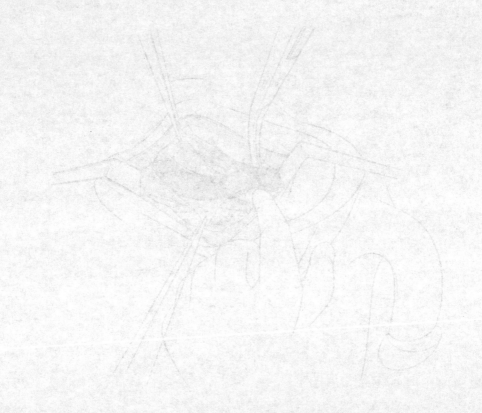

【详情】

睾丸切除术主要适用于睾丸肿瘤。因其他原因造成睾丸严重损害无法保留者，也可施行睾丸切除术。睾丸肿瘤行睾丸切除术，先将精索于内环附近高位结扎切断，然后再施行肿瘤睾丸切除。因其他病变或损伤行睾丸切除时，可低位切断精索，切除睾丸。

【适应证】

（1）睾丸肿瘤或阴囊内有其他恶性肿瘤的患者。

（2）成人高位隐睾合并睾丸萎缩，或不能下降固定于阴囊内者。

（3）严重睾丸损伤，经手术探查无法保留者。

（4）精索扭转致使睾丸已坏死者。

（5）晚期附睾、睾丸结核，致使睾丸不能保留者。

（6）化脓性附睾、睾丸炎，反复发作，致使睾丸组织坏死者。

（7）睾丸鞘膜陈旧性血肿，致使睾丸萎缩者。

（8）其他疾病需作去势治疗者。

【禁忌证】

（1）全身健康状况差，如未控制的严重心肺疾病或凝血功能障碍者。

（2）手术部位局部感染，包括阴囊、睾丸或相关组织的炎症或脓肿者。

（3）肿瘤广泛转移，如已出现远处器官或广泛淋巴结转移，局部手术可能无法改善预后者。

（4）在非去势治疗时，如果患者对侧睾丸功能不全，仅有单侧睾丸功能，切除后可能导致严重的激素和生殖功能缺失者。

【手术步骤】

1 术前已确诊为睾丸肿瘤者，用腹股沟斜切口，上端起于腹股沟内环，下端沿精索向下延长，一般达阴囊上部。非睾丸肿瘤病人用阴囊外上部切口，双侧非肿瘤性睾丸切除者也可采用阴囊正中切口。如术前诊断未能明确睾丸病变的性质者，则可采用阴囊高位切口。

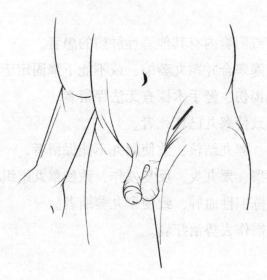

2 切开皮肤及浅筋膜，到达腹外斜肌之前有两层筋膜，切开以上各层结构。注意避免损伤髂腹股沟和髂腹下神经。

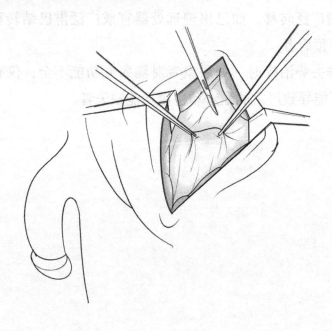

3 切开以上结构后可见腹外斜肌、外环口及精索。充分暴露视野，切开腹外斜肌筋膜，注意避免损伤精索的血管和神经。

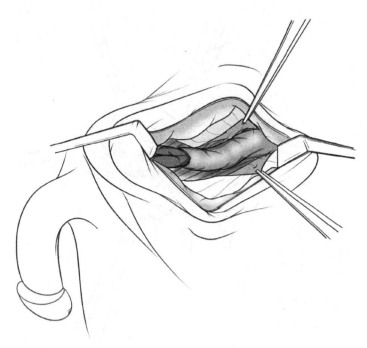

4 牵开腹外斜肌肌腱和联合肌腱，在出口方向，切开连接于外环的精索外筋膜，将腹股沟完全开放。

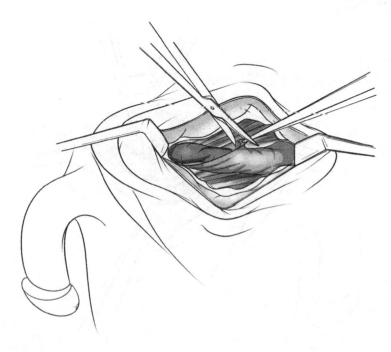

5 显露精索后，抓住并提起腹外斜肌外侧缘与内侧缘，钝性分离精索，显露耻骨结节至外环口。

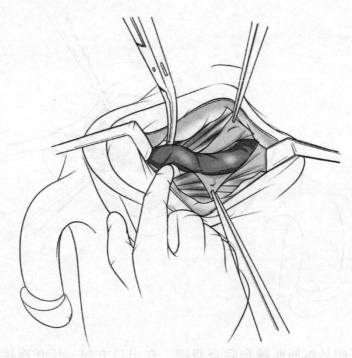

6 在靠近耻骨结节处反复向内侧游离精索，提起精索内侧缘，暴露整个精索及提睾肌。

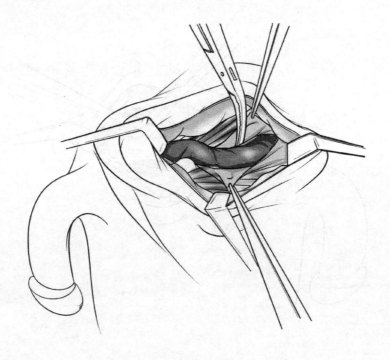

7 用一条引流管环绕精索，将引流管提起后暴露精索，继续游离精索至内环口和外环口。

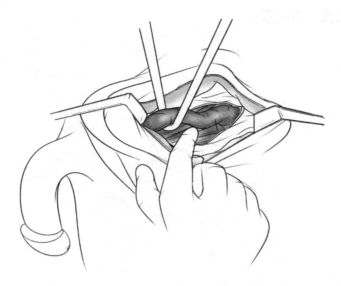

8 扩张阴囊颈部，从阴囊部位加压向上推挤睾丸，将远端精索向上牵拉，用手指沿远端精索伸入阴囊内，于睾丸壁层鞘膜外进行分离。应注意不要挤压睾丸，最好多用锐性分离。而对于体积较大者，肿瘤需要进一步切开 Scarpa 筋膜，必要时向阴囊前外侧延长皮肤切口。

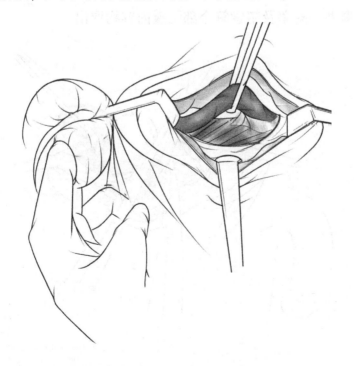

9 将精索向上牵拉，在精索外筋膜外锐性分离远端精索、附睾及睾丸，切断并结扎睾丸引带，将精索、睾丸及附睾牵拉出外口，如果肿瘤与精索粘连，应将阴囊一并切除。

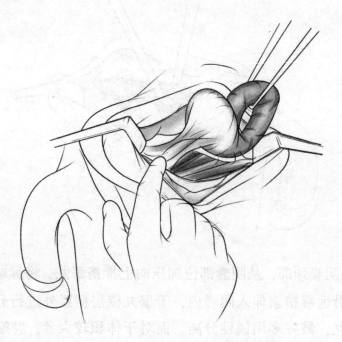

10 将阴囊内容物拉出切口之外，于睾丸底部钳夹、切断并结扎睾丸引带。最后将睾丸、附睾及精索等全部阴囊内容物取出。

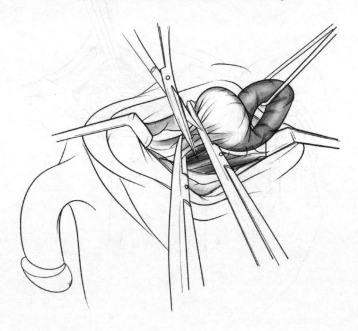

11 在内环口位置用两把弯钳夹住精索，从中间剪断，精索近端用 4 号线进行缝扎，防止线结滑脱导致精索退至腹腔内引起出血。

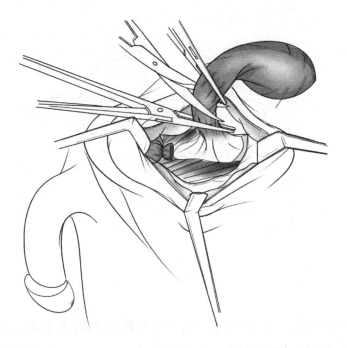

12 若退缩至腹腔应立即沿原切口打开腹内及腹外斜肌，重新结扎精索。

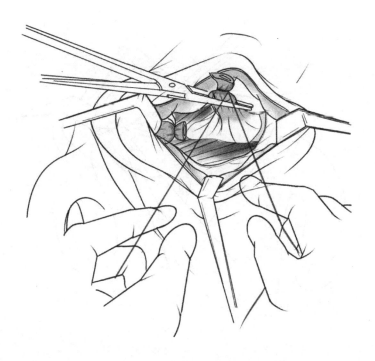

13 缝合关闭内环口，防止疝的形成，注意避免损伤髂外血管。

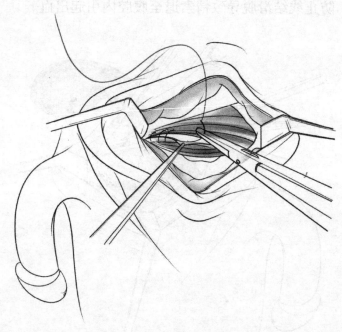

14 仔细止血后，逐层缝合，用 4 号线将腹股沟韧带和联合腱缝合加强腹壁，间断缝合腹外斜肌腱膜，在阴囊处放置引流，1 号线间断缝合皮下及皮肤。

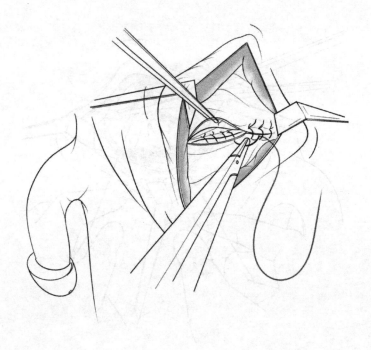

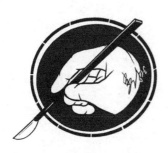

第14章　经阴囊睾丸切除术

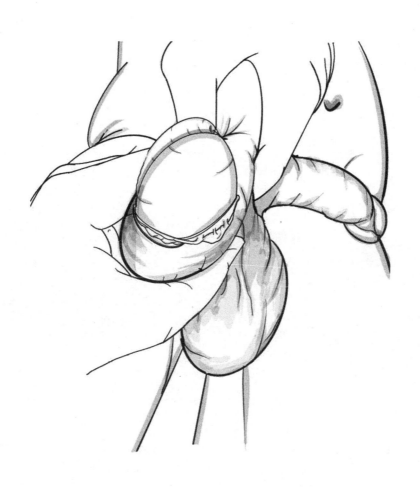

第14章 经验养生比注水

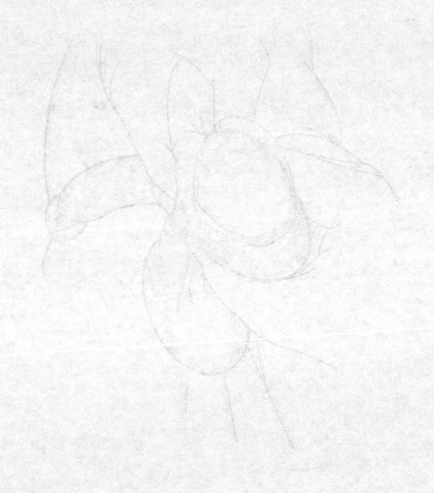

【详情】

本手术方式为经阴囊切开并分离至睾丸鞘膜,离断精索和睾丸引带,将睾丸切除的手术操作。除睾丸、附睾、精索恶性肿瘤以外的原因需要行睾丸切除时采用此途径。睾丸恶性肿瘤不采用此方法,因经阴囊切除可造成局部的转移。主要用作前列腺癌的外科去势治疗。

【适应证】

(1) 非睾丸肿瘤或阴囊内其他肿瘤以外的病变者。

(2) 严重的睾丸损伤,精索扭转使睾丸已坏死者。

(3) 高位隐睾且萎缩,睾丸鞘膜陈旧性血肿致睾丸萎缩者。

(4) 化脓性附睾睾丸炎反复发作或晚期附睾睾丸结核的患者。

(5) 前列腺癌,少部分前列腺增生需作去势治疗者。

【禁忌证】

(1) 全身健康状况差,如未控制的严重心肺疾病或凝血功能障碍者。

(2) 手术部位局部感染,如阴囊或周围组织存在感染者。

(3) 在非去势治疗时,如果患者对侧睾丸功能不全,仅有单侧睾丸功能,切除后可能导致严重的激素和生殖功能缺失者。

【手术步骤】

1 单纯睾丸切除一般选择经阴囊切口。

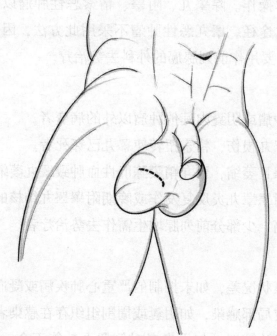

2 将睾丸挤向阴囊皮肤，助手用双手固定并挤压睾丸，使得阴囊皮肤处于紧绷状态。于阴囊上睾丸部位顺着血管条纹做横行切口。

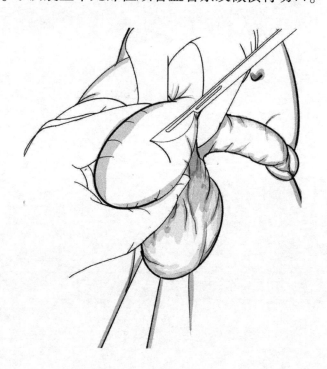

3 依次切开皮肤、肉膜、提睾肌及睾丸鞘膜，可用蚊式钳将两侧切开的组织暴露开，此过程尽量避开皮下血管纹路，用电凝刀进行止血。

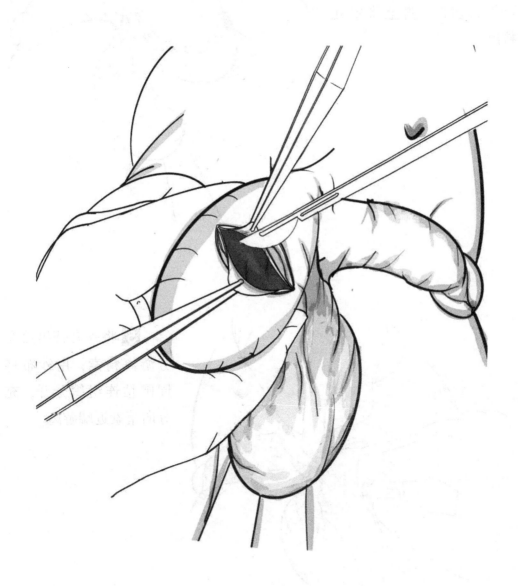

4 切开阴囊各层后，
用双手挤压睾丸，将睾丸
从切口挤出，若切口较小
可扩大切口，直至将睾丸
挤出。

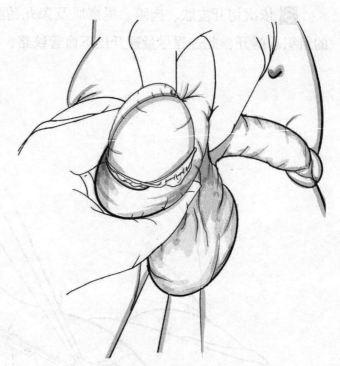

5 将睾丸挤出后充
分游离精索，用纱布将
周围粘连组织分开，充
分向精索近端游离。

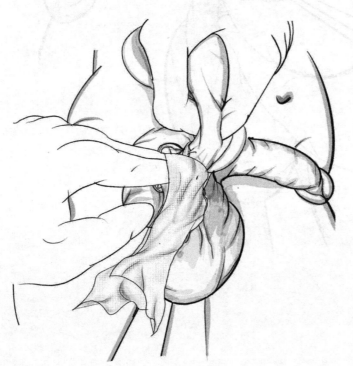

6 阴囊根部分离出精索和输精管。用一只手牵拉睾丸充分显露精索及附睾。

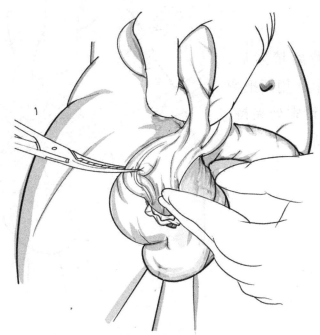

7 再用弯钳锐性游离出输精管和精索血管。必要时可切开精索表面的筋膜进行充分游离。

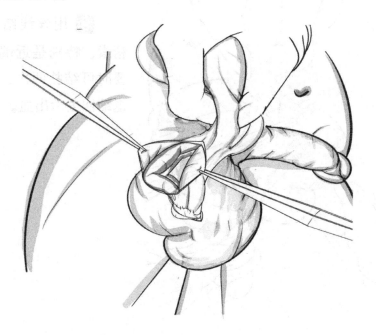

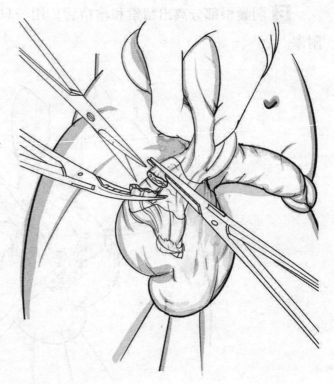

8 充分游离精索后,将精索分束结扎,用两把弯钳在要切除的精索处夹持,从二者之间剪断。

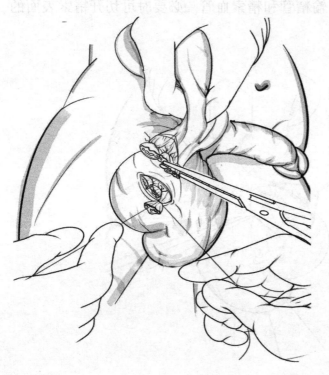

9 用丝线结扎断端的精索,特别是近端精索,必要时可结扎两次,防止精索退缩回去后出血。

10 用弯钳由切口从阴囊内部进去，在阴囊最低位置轻微打开，用剪刀从外切开小口，将弯钳顺势顶出阴囊，再将橡皮引流条通过弯钳放置在合适位置。

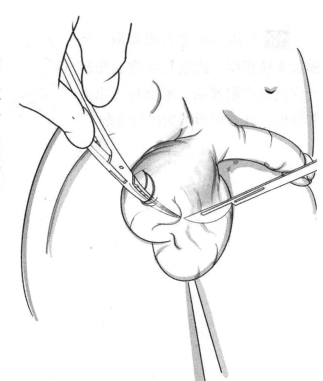

11 用丝线将引流条固定在皮肤及皮下组织，防止术后滑脱。

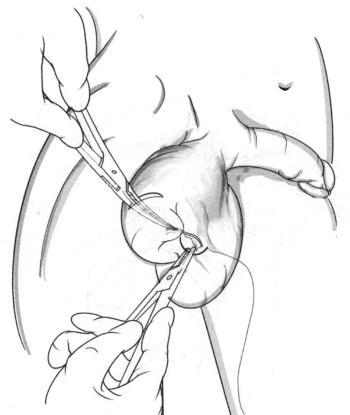

12 丝线间断缝合提睾肌、肉膜及皮肤组织，此过程注意避免缝合到此橡皮引流条。术后如无出血和渗出，24 小时后可拔出引流条。

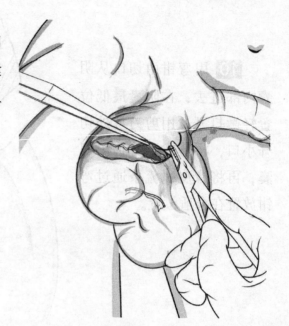

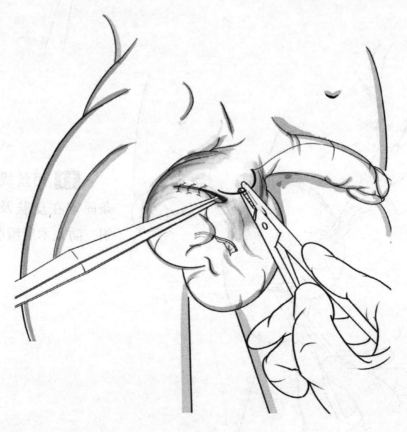

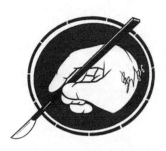

第15章 睾丸鞘膜翻转术

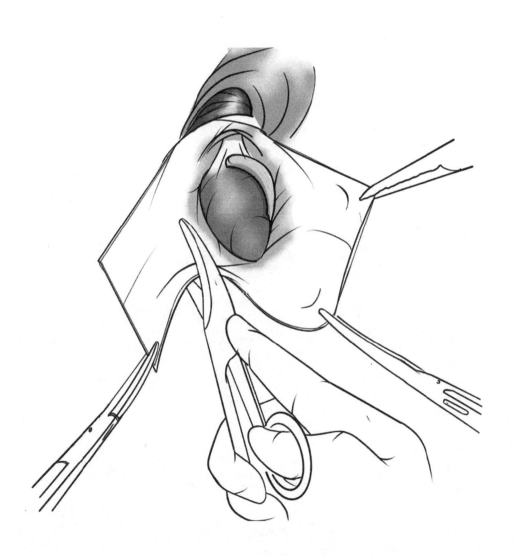

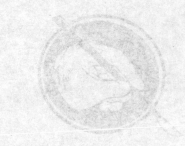
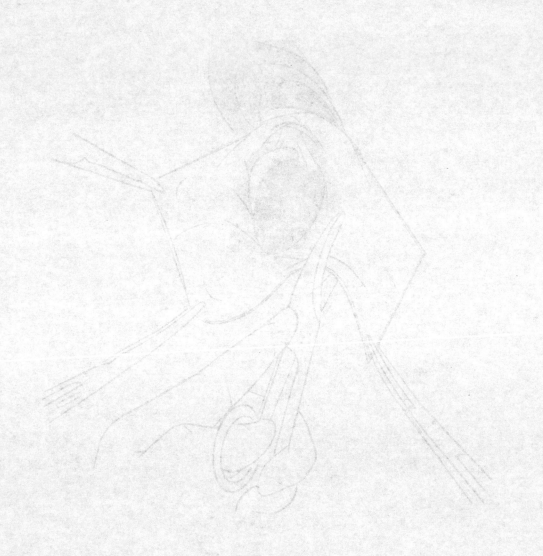

【详情】

睾丸鞘膜切除术是治疗睾丸鞘膜积液的一种常用手术，是将多余的睾丸鞘膜切除，然后将剩余鞘膜翻转至睾丸、附睾后面进行缝合。它亦可用于睾丸精索鞘膜积液和精索鞘膜积液。

【适应证】

（1）较大的睾丸鞘膜积液。

（2）较大的睾丸精索鞘膜积液。

（3）精索鞘膜积液，若无法完整切除，也可以翻转至精索后方缝合。

（4）行阴囊内容物手术后，为防止继发积液，可同时行鞘膜翻转术。

【禁忌证】

（1）全身健康状况差，如未控制的严重心肺疾病或凝血功能障碍者。

（2）局部感染，如阴囊或周围组织存在感染者。

（3）非适应证病理，如睾丸异常增大由非鞘膜积液病因引起（如肿瘤或感染），需选择其他治疗方法者。

【手术步骤】

1 切开阴囊壁。助手用双手固定阴囊，稍加压使阴囊皮肤伸展，选择无血管区作纵行或横行切口，其长度视积液大小而定。切开皮肤、肉膜及各层筋膜组织，直达鞘膜壁层。

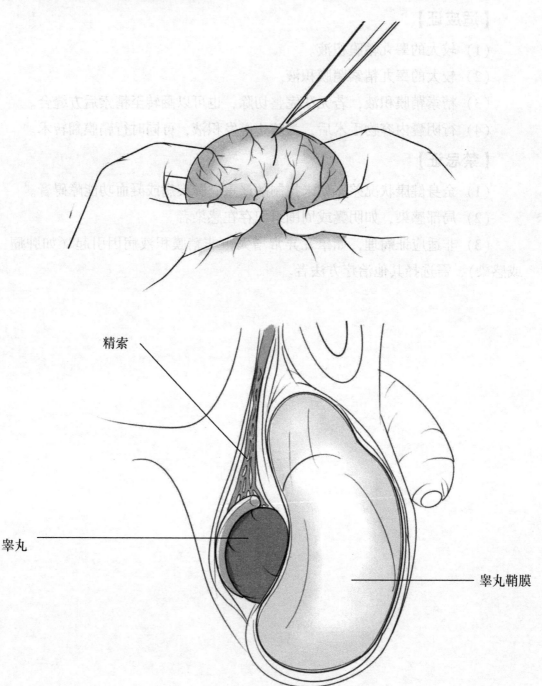

精索

睾丸

睾丸鞘膜

2 分离鞘膜囊。将睾丸连同鞘膜囊挤向切口，用血管钳夹小纱布球或手指包以纱布沿鞘膜壁层表面与提睾肌之间作钝性分离，直至能将鞘膜囊挤出阴囊切口。

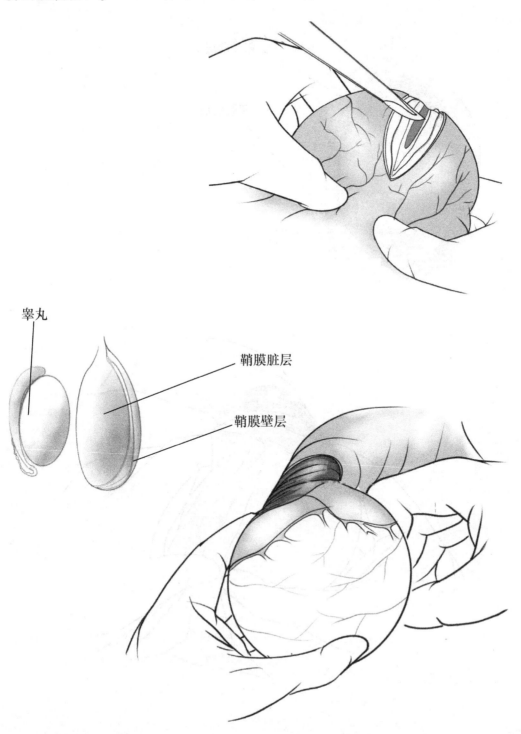

睾丸

鞘膜脏层

鞘膜壁层

3 如鞘膜囊过大，可抽去部分积液后再挤出切口外，再沿鞘膜壁层广泛分离，用食指裹上纱布向上游离一小段精索。（注意避免损伤输精管及精索血管。睾丸仅留下精索及输精管与阴囊后方连接。）

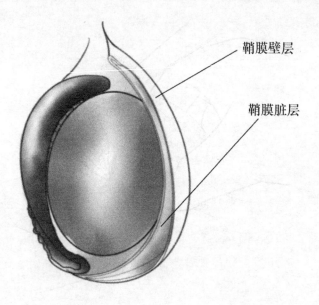

鞘膜壁层

鞘膜脏层

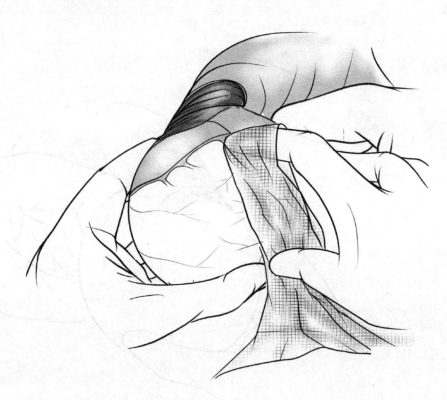

4 用 2 把血管钳于无血管区提起鞘膜囊壁层，从其前壁切开，吸尽液体。纵行剪开鞘膜囊，扩大切口。检查睾丸附睾是否有病变，并沿鞘膜腔向上探查腹膜鞘状突是否与腹腔相通，如不交通，则按睾丸鞘膜积液处理。

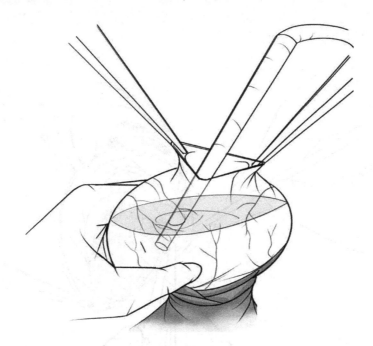

5 用剪刀在距睾丸附睾边缘 1.5~2.0cm 处剪去多余的鞘膜，边缘彻底止血。

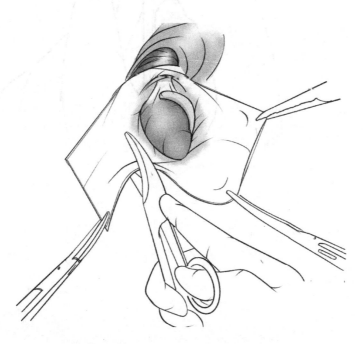

6 将残余鞘膜翻转至睾丸附睾后面，用细丝线间断或连续缝合。确认精索充分游离，否则将鞘膜翻转缝合后，包绕未经游离的睾丸、精索周围组织，当睾丸还纳阴囊后，将会退缩至阴囊高位。

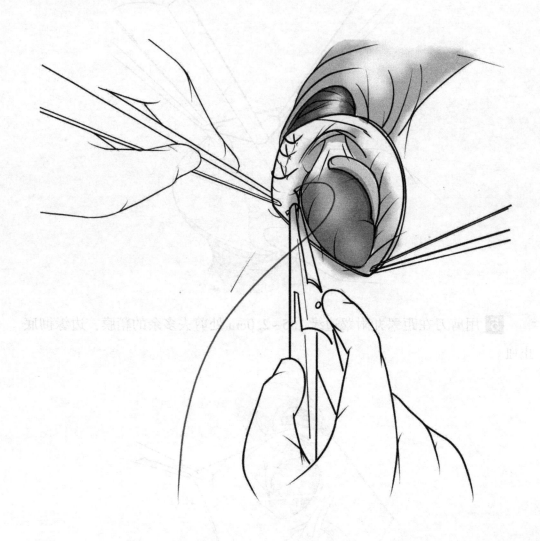

7 将睾丸下方残余的鞘膜缝合固定于其后方的肉膜处，以防止精索扭转。

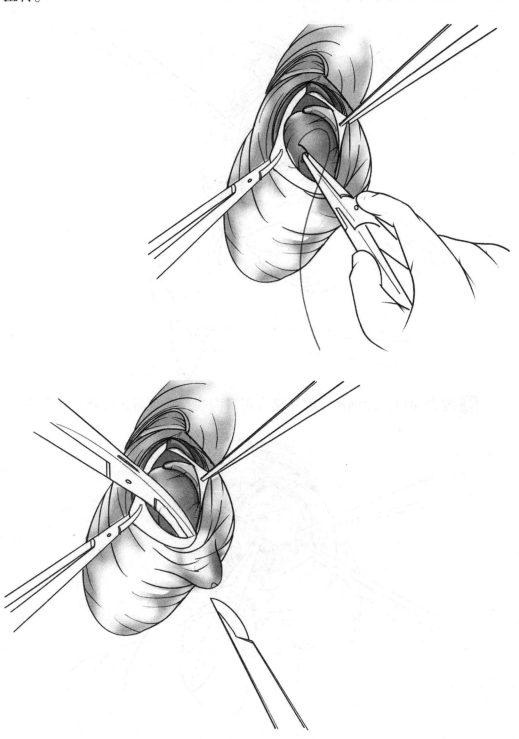

8 放置引流。仔细检查手术野，彻底止血，将睾丸还纳于阴囊内。在切口下端或阴囊底部另作一小切口，放置橡皮片引流。

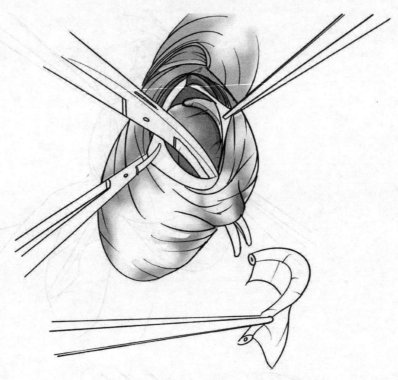

9 缝合切口。用细丝线间断缝合阴囊肉膜，垂直褥式缝合阴囊皮肤。

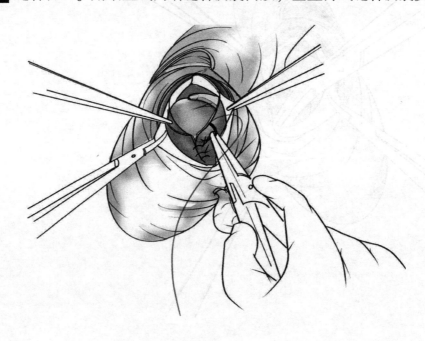

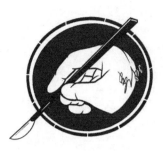

第16章　阴茎假体植入术

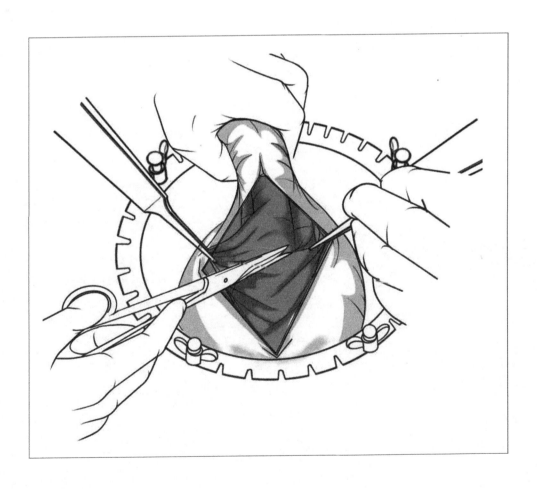

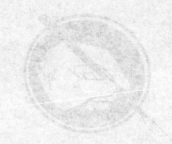

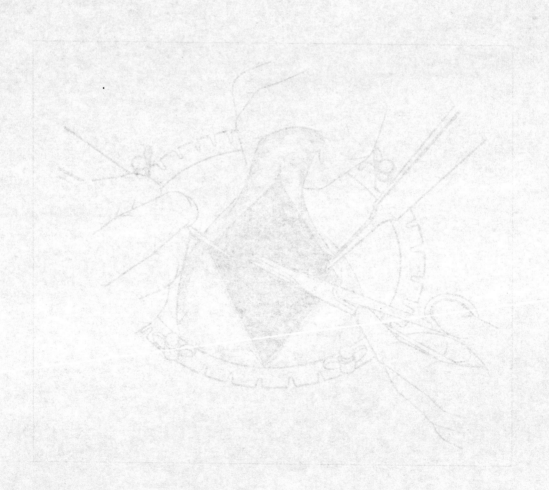

【详情】

阴茎假体是一种植入性人工器官，用于对阴茎勃起功能障碍（简称 ED）患者的治疗。阴茎假体植入术是治疗阴茎勃起功能障碍的标准治疗方法之一，在丧失勃起功能的阴茎海绵体内植入某种支撑物，使阴茎达到满足性交的硬度，此种支撑物叫假体。目前临床使用有半硬性可屈性假体、单件套、双件套和三件套膨胀型假体。

外科手术治疗阳痿始于 21 世纪初期，Wooten（1902 年）首次报告了阴茎背静脉结扎术。1936 年首例阴茎重建术获得成功。阴茎假体手术是在阴茎重建手术的基础上发展起来的，主要经历了以下几个过程：

1. 利用肋软骨作为阴茎假体。首例阴茎重建术是通过发现动物的阴茎内存在生殖骨而得到的启示，后利用肋软骨作为假体植入获得成功，开启了阴茎再造和假体植入的先河。之后，假体材料的发展及相关技术的提高，使假体外科不断完善。

2. 惰性材料假体。肋软骨假体缺乏韧性，且有部分吸收等缺点，促使人们发现了丙烯酸条、聚乙烯棒等材料。

3. 现代阴茎假体。最原始的半硬性 Small-Carrion 假体后来被 Finney 和 Jonas 改进。最原始可膨胀型假体首先由 Timm 使用，后来经 Broadly 和 Scott 发展，继而出现了许多新型的阴茎假体。目前，阴茎假体通常可分为非膨胀型和可膨胀型两种。临床常用的是三件套可膨胀型假体，包括成对的圆柱体、储水囊、泵三个部件，术中分别置于下腹腹膜外间隙、阴囊及两侧阴茎海绵体内。贮液袋与两圆柱体间均有管道与泵连接，泵可手控启动，将贮液袋内液体向圆柱体内充胀或吸回，阴茎即可随意勃起或萎软。

【假体的选择】

假体的选择应根据患者意愿、阴茎的解剖学构造和 ED 病因等因素由术者和患者共同决定。年轻患者多选择隐蔽性好的多件套膨胀型假体；患有 Peyronie's 病阴茎弯曲或再次植入者、严重的周围神经疾病、糖尿病患者以及截瘫需要避孕套接尿的患者，植入单件套膨胀型假体较为理想。除存在明显的禁忌证的 ED 患者外，所有准备行阴茎假体植入的 ED 患者均首先推荐使用三件套膨胀型假体。

【适应证】

（1）不可逆的器质性 ED 且患者自愿的。

（2）直肠、膀胱、前列腺根治术后的 ED 患者。

（3）骨盆骨折、脊髓损伤、高血压并发血管硬化、糖尿病、神经系统疾病所致 ED 的患者。

（4）神经性 ED 的患者。

（5）Peyronie's 病、阴茎异常勃起或长期进行阴茎海绵体内注射后继发海绵体纤维化，而且没有明显的手术禁忌证的患者。

【禁忌证】

（1）全身健康状况差，如未控制的严重心肺疾病或凝血功能障碍者。

（2）活动性感染，生殖器、泌尿系统或全身性感染者。

（3）患者存在心理障碍，对术后预期不切实际或存在严重心理问题者。

（4）未解决的尿道或阴茎解剖异常，如严重的纤维化或手术部位解剖改变者。

【手术步骤】

1 患者取仰卧位，两腿分开，尿道口注射 10ml 左右稀释的碘伏进行消毒，导尿管有助于术中辨别尿道海绵体的位置，放入牵开架，用手拉直阴茎使得阴茎海绵体拉伸扩张，于阴茎阴囊交界处往下 5cm 左右行阴囊纵行切口。

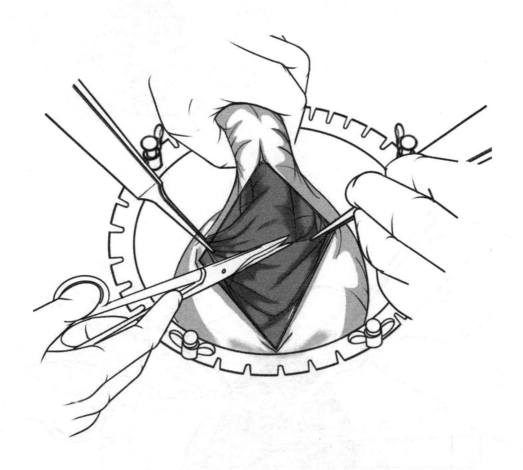

2 在左右海绵体两侧各缝合预留 3~4 针缝线，共 4 排，作为牵引线。

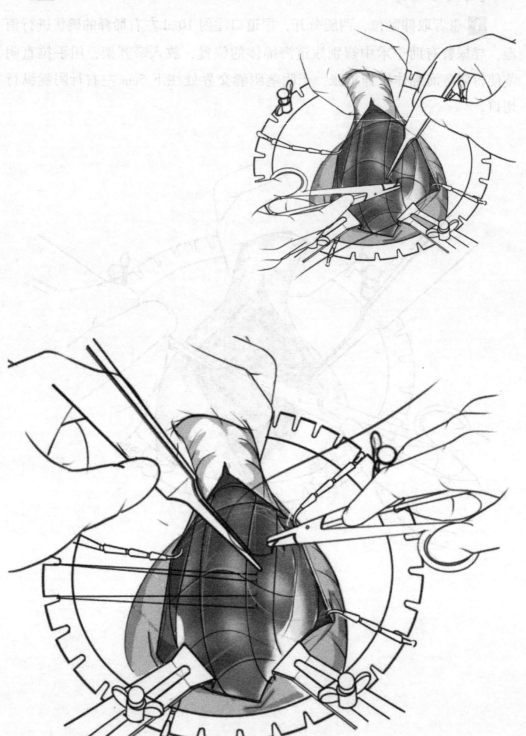

❸ 建立海绵体隧道。将牵引线固定在牵引器上，暴露海绵体白膜手术区。

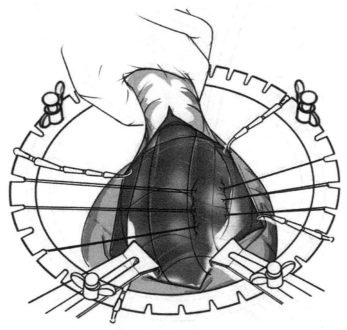

❹ 沿缝线中间部位纵行切开海绵体阴茎脚远端大约 3cm。

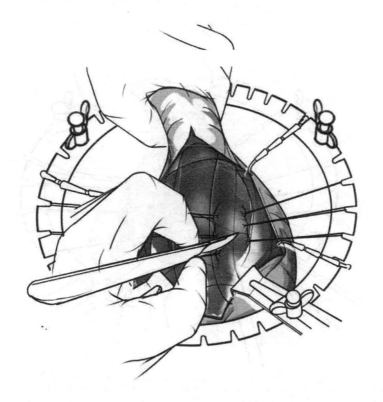

5 先用庆大霉素加生理盐水冲洗白膜内腔检查尿道口是否有损伤，牵开切口下缘，先用剪刀在白膜下潜行分离海绵体。

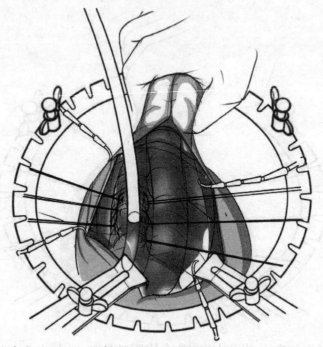

6 用直径为 8~13mm 的扩张器向远端逐步扩张，建立隧道。

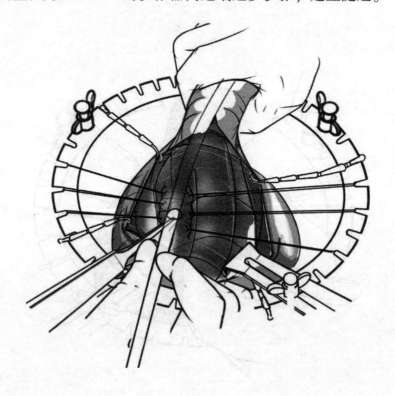

7 在圆柱体远端做
1 牵引线，牵引线挂于引
导器尖端的穿刺针上，
在插入引导器前应将穿
刺针完全缩回。将导引
器放入隧道远端，必要
时测量隧道长度（从白
膜切口近端至海绵体远
端的距离，在其基础上
加 4cm 即为欲植入圆柱
体的长度。增加此 4cm
是必要的，因假体后端
至输出管出口为 4cm）。

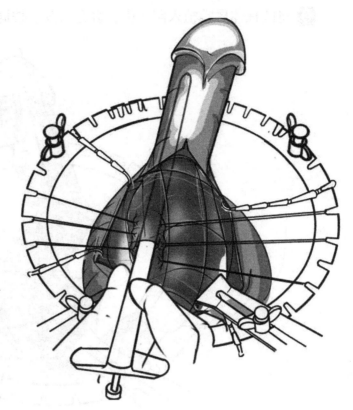

8 拔出引导器，夹
住并牵拉缝线，将圆柱
体尾端植入阴茎脚将圆
柱体放入海绵体近端，
圆柱体平直插入海绵
体内。

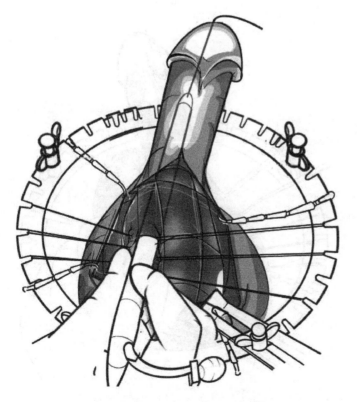

9 将圆柱体尾端植入阴茎脚，缝合白膜。按同法植入对侧圆柱体。

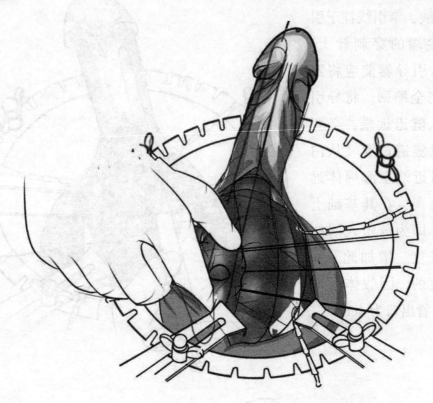

10 手指分离耻骨
后间隙放入贮液囊，仔
细检查隐窝是否足够容
纳贮液囊，贮液囊注入
50ml 生理盐水。

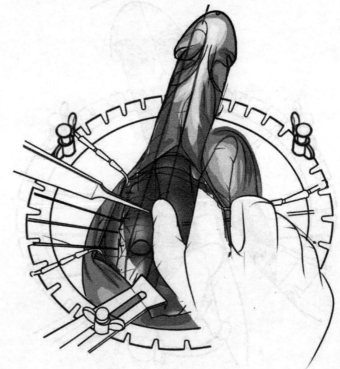

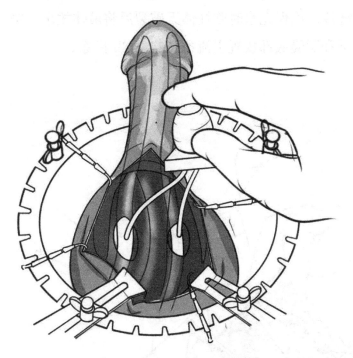

11 将液泵阀和贮液囊连接测试勃起效果，将预留的丝线打结关闭海绵体切口。

12 将液泵阀置于阴囊前正中肉膜下浅层间隙内，可试验充吸泵数次，确保假体能匀称地膨胀，准确位于阴茎头下，并能按要求萎软。剪断并抽出阴茎头牵引线。

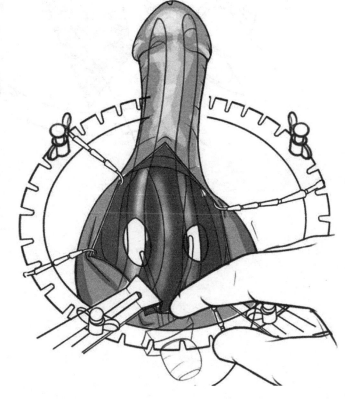

13 检查白膜切口的缝线。确保充水时圆柱体无破裂后将液体放出。绕导管分两层缝合切口，皮下和阴囊底部放置引流条，24~48h 拔除。

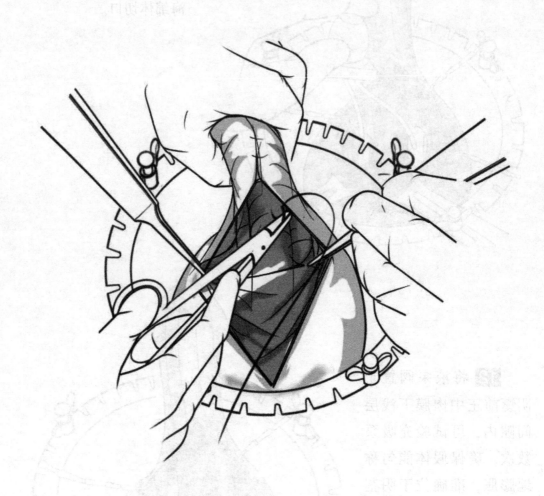